VIVA MAIS 2
E VIVA BEM

Este livro é dedicado à minha maravilhosa família, que ofereceu inestimável apoio durante as longas horas de pesquisa e escrita.

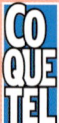

Título do original: Live Longer Look Younger
Autora: Dra. Sarah Brewer

CONNECTIONS EDITION
Esta edição foi publicada na Grã-Bretanha em 2012
Por Connections Book Publishing Limited
St. Chad's House, 148 King's Cross Road
Londres WC1X 9DH
www.connections-publishing.com

Direitos do texto © Dra. Sarah Brewer, 2012
Direitos da edição © Eddison Sadd Editions, 2012

O direito de a Dra. Sarah Brewer ser identificada como autora desta obra lhe é assegurado em observância ao Copyright, Designs and Patents Act, de 1988.

Coordenação Editorial: Daniel Stycer
Edição: Renata Meirelles
Direção de Arte: Leo Fróes
Tradução: Davi de Figueiredo Sá
Revisão: Aline Canejo e Sabrina Primo
Diagramação: Raquel Soares
Produção Gráfica: Jorge Silva

Todas as marcas contidas nesta publicação e os direitos autorais incidentes são reservados e protegidos pelas Leis n.º 9.279/96 e n.º 9.610/98. É proibida a reprodução total ou parcial, por quaisquer meios, sem autorização prévia, por escrito, da editora.

Copyright da tradução © 2013 by Ediouro Publicações Ltda.

Ediouro Publicações Ltda.
Rua Nova Jerusalém, 345
CEP 21042-235 Rio de Janeiro – RJ
Tel.: (21) 3882-8200 / Fax: (21) 2290-7185
e-mail: coquetel@ediouro.com.br
www.coquetel.com.br
www.ediouro.com.br

CRÉDITOS DAS IMAGENS
Capa (a partir de cima à esquerda, por linhas): iStockphoto: Mojca Kobal/Rami Halim/Pali Rao/JackJelly; Image Source: David Cleveland; iStockphoto: Pascal Genest/Michael Courtney/Jacob Wackerhausen/Jill Chen; Flickr: Alex Bramwell

Image Source 11 Cultura RF; 15 Clover; 17 Fancy; 25 Food Collection; 27 Fancy; 32-33 OJO Images; 37 Henry Arden; 39 Jose Luis Pelaez, Inc; 41 Cultura RF; 43; 47; 50 David Cleveland; 68 SPL;

iStockphoto 10 Hugo Chang; 14 Michael Courtney; 18 Mojca Kobal; 19 Lauri Patterson; 24 Rami Halim; 28 JackJelly; 29 Elena Elisseeva; 32t Pascal Genest; 35 Arpad Benedek; 42t Jill Chen; 46t Mercè Bellera; 48 Jacob Wackerhausen; 59, 61t, 63t, 65t, 67, 69, 71, 73t, 75, 77t, 79 Dovile Butvilaite; 65b Marcela Barsse

Shutterstock.com 26, 42b, 46b, 49 Kellis; 51 foto76; 53 Monkey Business Images; 54 kukuruxa; 58 Yakobchuk Vasy; 60 Ivanova Inga; 61b Nico Tucol; 62 Ariwasabi; 63b Mike Tan C.T; 64 kuleczka; 66 Alexander Raths; 70 Oleksii Abramov; 72 Glovatskiy; 73b maryo; 74 Piotr Marcinski; 76 Christophe Testi; 77b Peter Zijlstra; 78 Yuri Arcurs

Diversas 21 Steve Baxter/Digital Vision/Getty Images; 36 Alex Bramwell/Flickr

Dra. Sarah Brewer

VIVA MAIS
E VIVA BEM 2

+10 PASSOS PARA UMA VIDA LONGA E SAUDÁVEL

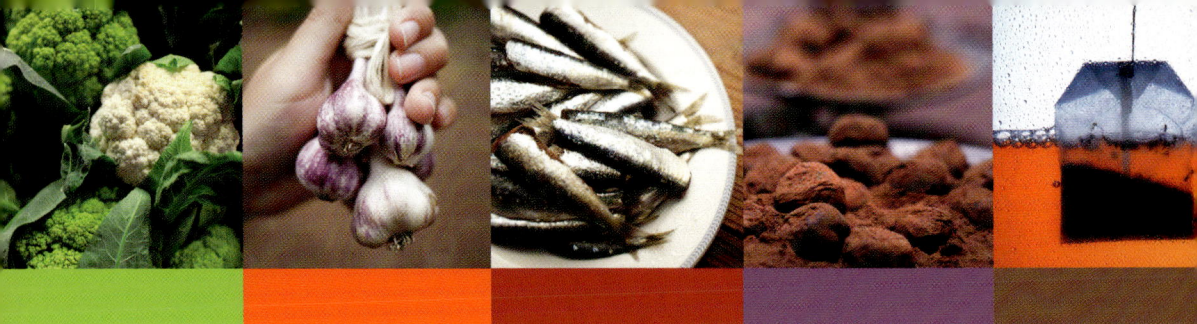

ÍNDICE

INTRODUÇÃO   5

PARTE 1 dez **PASSOS** 9	**PARTE 2** conheça **SEU CORPO** 57
1 COMA MAIS vegetais 10	CIRCULAÇÃO 58
2 COMA MAIS alho 14	OLHOS 60
3 COMA MAIS peixe 18	PALADAR E OLFATO 62
4 COMA chocolate amargo 24	INTESTINOS 64
5 BEBA MAIS chá 28	PÂNCREAS 66
6 FAÇA EXERCÍCIOS diariamente 32	RINS 68
7 PENSE positivo 36	ARTICULAÇÕES 70
8 TOME UM POUCO DE sol 42	PELE 72
9 TENHA UMA BOA noite de sono 46	MAMAS 74
10 CONSIDERE TOMAR suplementos 50	PRÓSTATA 76
	FUNÇÃO SEXUAL 78

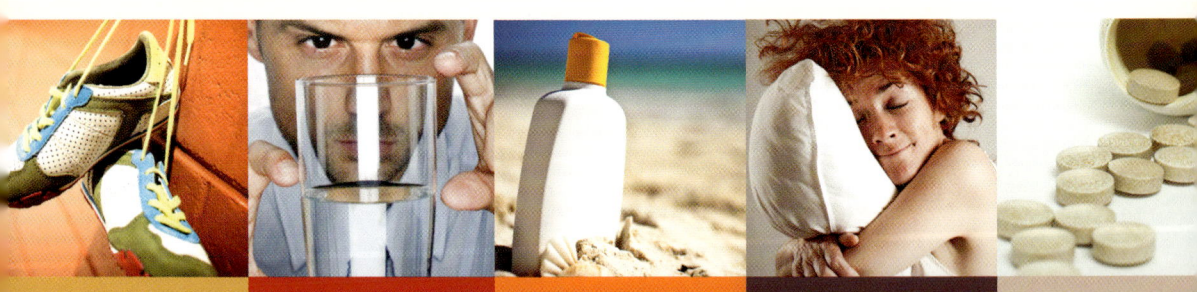

Seu guia para uma vida mais longa e saudável

Você sabia que usar fio dental diariamente pode acrescer, pelo menos, seis anos à sua vida e que comer um punhado de amêndoas por dia pode reduzir seu colesterol "ruim"? Ou que uma maçã por dia pode mesmo trazer benefícios e que se encontrar com os amigos é bom para sua saúde?

Neste guia, dividido em dois volumes, você vai encontrar todos os conselhos de nutrição e estilo de vida de que precisa – com base em evidências científicas claras – para ajudar você a envelhecer com qualidade e manter-se o mais saudável possível pelo maior tempo possível. A primeira parte de cada volume revela dez maneiras fáceis de manter a juventude e sentir-se bem, totalizando, assim, os 20 passos. Comer mais alho, beber mais chá, exercitar-se regularmente e dormir bem à noite são algumas delas – não há regimes severos ou instruções complicadas para seguir. Você também encontrará indicações de suplementos antienvelhecimento disponíveis atualmente, para ajudar a encontrar aqueles que atendam às suas necessidades, se achar que vale a pena pensar em usá-los.

A segunda parte de cada volume do guia apresenta uma visão aprofundada de diferentes partes e funções do corpo, explicando como o envelhecimento as afeta e como esses efeitos podem ser minimizados com simples mudanças nutricionais e de estilo de vida. Também há dicas de suplementos úteis para cada caso.

Talvez você tenha começado a perceber os sinais da idade e queira tomar alguma atitude para desacelerar esse processo. Não é tarde demais – você *pode* fazer algo em relação a isso. Afinal, todo mundo quer parecer tão jovem externamente quanto se sente internamente – e esses passos simples vão lhe mostrar como.

VENCENDO a idade

Não podemos evitar o envelhecimento, mas, com certeza, podemos desacelerar esse processo. Em comparação com algumas gerações atrás, quando chegar aos 50 anos significava estar bastante velho, hoje consideramos essa marca meia-idade. Os índices de longevidade estão aumentando e estima-se que, em três décadas, a expectativa média de vida possa chegar aos 150 anos. Se os 50 são os novos 40, então 100 serão os novos 66 dentro de apenas 30 anos. No entanto, não queremos apenas viver mais – queremos manter o vigor da juventude e também estender o período em que vivemos com saúde.

Pesquisadores descobriram que as pessoas que envelhecem bem integram um grupo privilegiado que, de algum modo, consegue evitar ou superar doenças a que os outros tendem a sucumbir. Por isso, seus anos adicionais costumam ser saudáveis. Mas e quanto ao restante de nós? Como podemos melhorar nossa longevidade e nossa qualidade de vida? Os genes têm, é claro, um papel importante, mas não se desespere: há ações que você pode tomar para manter a boa aparência e continuar sentindo-se bem à medida que envelhece.

O poder dos pais

Pessoas cujos pais chegam à marca dos 100 anos têm mais chances de viver mais que aquelas cujas famílias alcançam apenas uma expectativa de vida média. Filhos de centenários também correm menos riscos de desenvolver doenças relacionadas à idade – e, se elas aparecerem mesmo assim, isso ocorre em uma idade mais avançada. Pesquisadores acreditam que o fato se deva a um agrupamento benéfico de certos genes associados à imunidade e ao metabolismo: os descendentes de centenários, por exemplo, têm um tipo de anticorpo chamado IgM cujas características lembram mais aquelas vistas nos jovens que nos idosos. Analisar esse anticorpo pode ser uma forma de projetar a expectativa de vida de alguém ou a efetividade de futuros tratamentos contra o envelhecimento.

Os centenários e supercentenários têm a sorte rara de herdar uma combinação de genes e sistemas de reparos que os mantêm mais saudáveis por mais tempo à medida que envelhecem. Eles costumam ser mais resistentes às mudanças degenerativas que contribuem para o envelhecimento e são menos propensos a ser significativamente acima do peso, fumar ou beber em excesso. A combinação de genes saudáveis com um estilo de vida saudável significa que seus anos a mais são passados vivendo de modo independente, com corpo e mente ágeis.
Então, o que você pode fazer para alcançar seu potencial máximo para a idade que tem, manter a boa aparência e se sentir bem?

Vida longa e próspera

Dados de pesquisas coletados na Califórnia desde o início da década de 1920 sugerem que personalidade, trajetória profissional e vida social são tão importantes para a longevidade quanto uma dieta saudável e exercícios. E o melhor traço de personalidade para se prever a longevidade parece ser a consciência: aqueles que são prudentes, em vez de se arriscar, vivem mais, sendo esse traço verificado durante a infância ou mais tarde.

Isso pode parecer óbvio, já que pessoas conscientes tendem a fazer mais para proteger a saúde e evitar comportamentos de risco, como fumar, beber em excesso, abusar de drogas e dirigir rápido demais. Elas também são mais propensas a usar cintos de segurança e a seguir orientações médicas. Mas há outras razões, incluindo as de cunho genético. Algumas pessoas têm uma predisposição biológica a ser mais conscientes e saudáveis, ficando menos suscetíveis a todas as doenças – não apenas àquelas associadas aos hábitos e ao estilo de vida. Isso parece ter relação com os níveis mais altos de certos compostos químicos, como a serotonina, no cérebro. Então, essas pessoas são naturalmente menos impulsivas e regulam melhor os hábitos relacionados à saúde, como o controle do apetite e a qualidade do sono.

NÃO É TARDE DEMAIS!

Não entre em pânico se ainda não for uma pessoa consciente. Aqueles que se tornam assim mais tarde (na manhã do 40º ou 50º aniversário, por exemplo!) trazem mais benefícios à saúde que aqueles que passam a vida toda despreocupados.

E a prudência não é o único caminho para a longevidade. Pesquisadores dos EUA analisaram os históricos médicos de 424 centenários (com até 119 anos de idade), para avaliar a resistência a dez grupos de doenças: pressão alta, problemas cardíacos, diabetes, derrame, câncer nos órgãos, câncer de pele, osteoporose, problemas na tireoide, mal de Parkinson e doença pulmonar obstrutiva crônica – além de catarata. Eles descobriram que os centenários formam três perfis:

- **Sobreviventes** (24% dos homens, 43% das mulheres) – foram diagnosticados com um ou mais desses males relacionados à idade antes dos 80 anos, mas que resistiram a eles.
- **Postergadores** (44% dos homens, 42% das mulheres) – não desenvolveram nenhuma dessas doenças mesmo depois dos 80 anos.
- **Isentos** (32% dos homens, 15% das mulheres) – chegaram aos 100 anos sem desenvolver nenhuma dessas doenças relacionadas à idade.

Essa notícia é boa para aqueles que têm a vida um pouco mais corrida. Um número cada vez maior de centenários é formado por sobreviventes que passaram por – e superaram – várias doenças. Ou seja, você não precisa ter necessariamente vivido como um santo ou ter uma ficha médica limpa para chegar à idade mágica dos 100 anos.

Outros fatores associados a ter uma vida longa e saudável envolvem ser o primogênito, ter sangue tipo B e ter parentes próximos que tenham vivido, pelo menos, até os 98 anos de idade. Infelizmente, esses fatores estão todos fora do nosso controle, mas há outras coisas que você pode fazer para aumentar seu tempo de vida saudável – e esse é o foco deste livro…

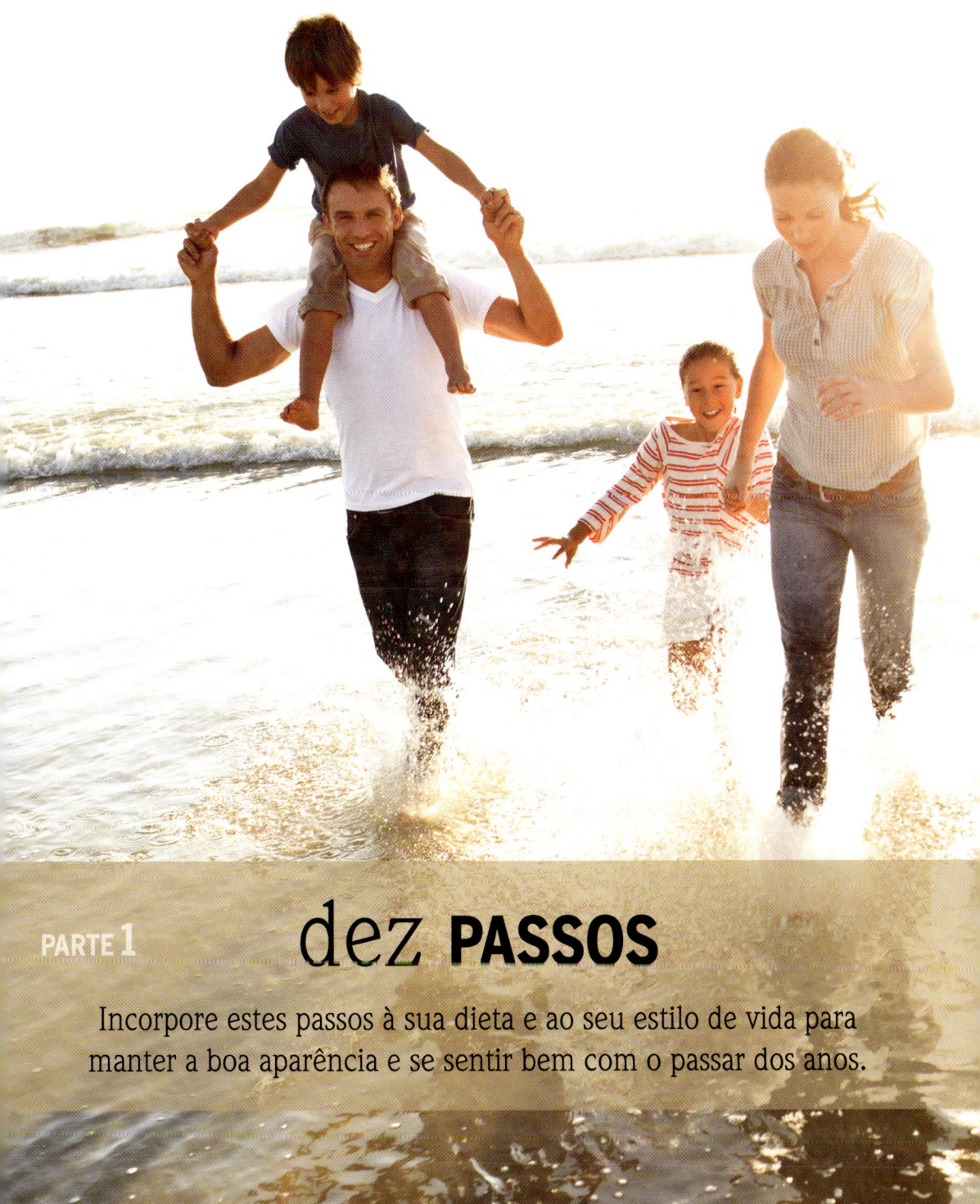

PARTE 1

dez **PASSOS**

Incorpore estes passos à sua dieta e ao seu estilo de vida para manter a boa aparência e se sentir bem com o passar dos anos.

1 COMA MAIS vegetais

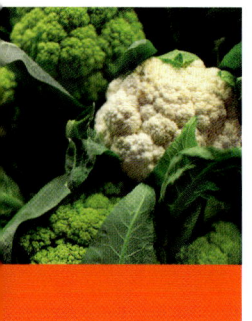

Vegetais são ricos em fibras, vitaminas, minerais, antioxidantes e hormônios vegetais que ajudam a proteger contra doenças relacionadas à idade. Pesquisas revelam que comer mais vegetais pode melhorar o bem-estar geral.

Para cada duas porções de vegetais ingeridas, as chances de a sua saúde estar bem aumentam 10%. Por isso, pessoas que comem mais vegetais têm chances maiores de viver mais que aquelas que comem menos.

Vegetais da família da mostarda parecem oferecer os maiores benefícios, pois são uma fonte concentrada de substâncias conhecidas como glicosinolatos (que dão um sabor acre), bem como de carotenoides antioxidantes (pigmentos de plantas amarelas, laranja e vermelhas). Pessoas com os níveis mais altos de carotenoides no sangue, especialmente um conhecido como alfacaroteno, também parecem ter quase 40% menos chances de morrer em qualquer idade, de qualquer causa, incluindo problemas cardíacos e câncer. Os pesquisadores acreditam que isso ocorra porque o alfacaroteno é dez vezes mais eficaz no bloqueio do crescimento de células cancerosas humanas do que carotenoides similares, como o betacaroteno. O alfacaroteno é encontrado em vegetais verdes e amarelos, especialmente cenoura, batata-doce, abóbora, e vegetais verde-escuros, como brócolis, vagens e espinafre.

FAMÍLIA DA MOSTARDA

Entre os membros da família da mostarda, estão:

- brócolis
- couve-flor
- repolho
- kohlrabi
- raiz-forte
- rabanete
- agrião
- couve
- bok choi (pak choi)
- couve-de-bruxelas
- nabo
- rutabaga (uma espécie de nabo)

Obtendo antioxidantes suficientes

O potencial antioxidante dos vegetais é medido pelo índice ORAC (para saber mais sobre o ORAC e os efeitos nocivos da oxidação, leia o volume 1 do livro). As pontuações de diferentes vegetais são mostradas na página oposta para ajudar você a maximizar seu consumo de antioxidantes (lembre-se de que as pontuações são para porções de 100 g).

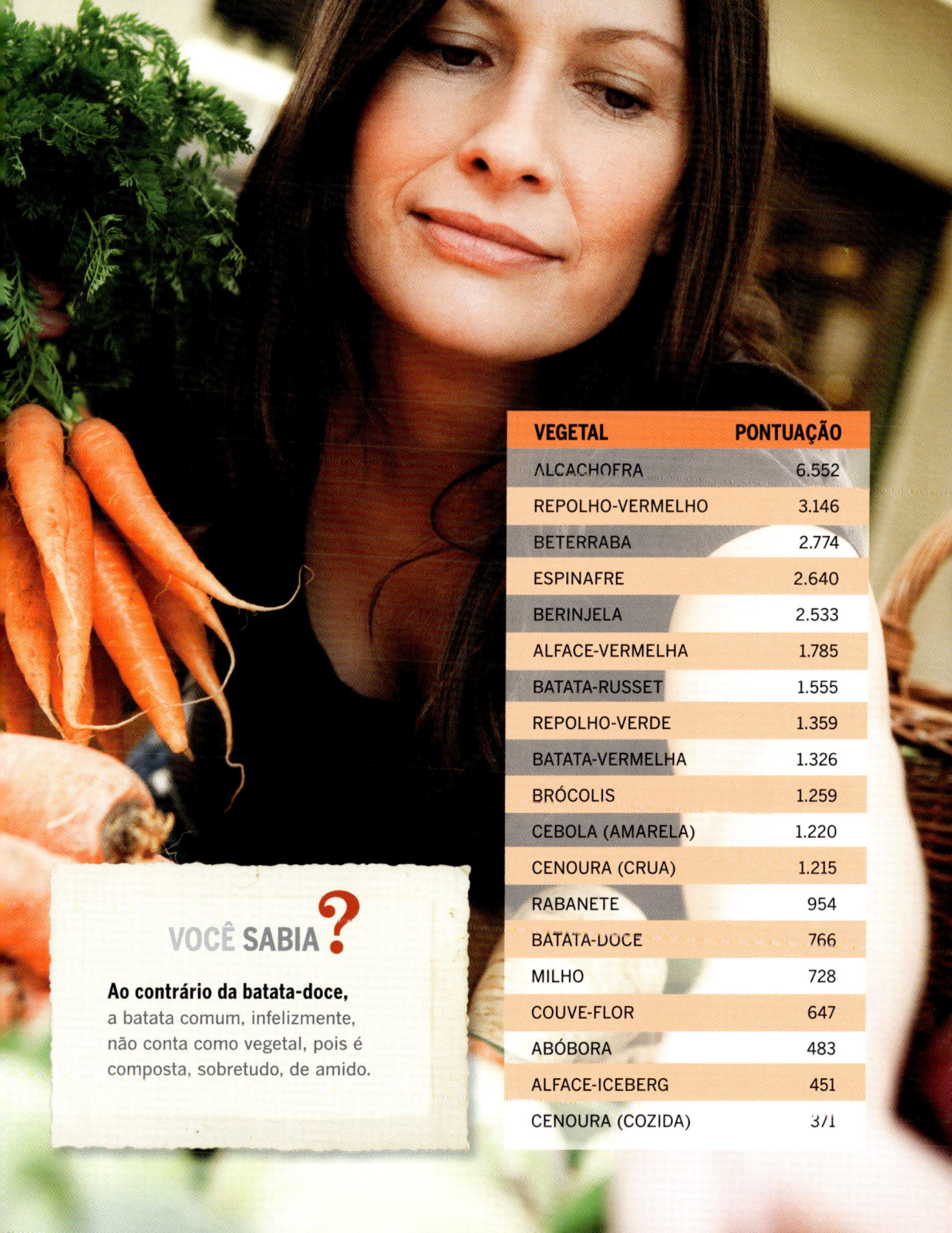

VEGETAL	PONTUAÇÃO
ALCACHOFRA	6.552
REPOLHO-VERMELHO	3.146
BETERRABA	2.774
ESPINAFRE	2.640
BERINJELA	2.533
ALFACE-VERMELHA	1.785
BATATA-RUSSET	1.555
REPOLHO-VERDE	1.359
BATATA-VERMELHA	1.326
BRÓCOLIS	1.259
CEBOLA (AMARELA)	1.220
CENOURA (CRUA)	1.215
RABANETE	954
BATATA-DOCE	766
MILHO	728
COUVE-FLOR	647
ABÓBORA	483
ALFACE-ICEBERG	451
CENOURA (COZIDA)	371

VOCÊ SABIA?

Ao contrário da batata-doce, a batata comum, infelizmente, não conta como vegetal, pois é composta, sobretudo, de amido.

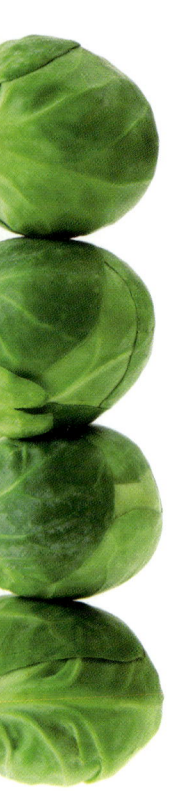

O segredo japonês da longevidade

Os japoneses estão entre os mais longevos do mundo, mas existem *nuances* mesmo dentro do país. Aqueles que moram em Okinawa, no sul, vivem ainda mais que os habitantes do norte do Japão e têm um risco excepcionalmente baixo de desenvolver doenças relacionadas à idade, como diabetes, ataques cardíacos, derrames e câncer. Qual é o segredo deles?

A longevidade e o envelhecimento saudável dos habitantes de Okinawa são atribuídos à dieta tradicional, rica em vegetais – que contém poucas calorias, mas fornece vitaminas, minerais e antioxidantes em abundância. Em vez de comerem arroz, como no restante do Japão, a base da alimentação é um tipo de batata-doce – o inhame. Ele é rico em carotenoides e em hormônios vegetais conhecidos como fitoestrogênios, que têm ação antioxidante, ajudando a neutralizar inflamações, reduzir os sintomas da menopausa e proteger contra alguns tipos de câncer – especialmente de mama e próstata. A batata-doce costuma ser consumida da mesma forma que a batata comum: cozida, como purê ou adicionada a sopas de vegetais.

Coma suas verduras

Em outras partes do mundo, quem come mais vegetais também tem menos risco de desenvolver algumas doenças relacionadas à idade; estima-se que, no ano 2000, o consumo inadequado de frutas e vegetais foi responsável por incríveis 2,6 milhões de mortes em todo o mundo. Tal como ocorre com as frutas, a ingestão de vegetais parece proteger contra o câncer, doenças coronarianas, derrame e diabetes. Uma boa ingestão de vegetais também reduz o risco de catarata, degeneração macular associada à idade (uma causa comum da perda de visão ao final da vida), doenças diverticulares, osteoporose e obesidade.

Pressão sanguínea Os vegetais contêm diversas substâncias que reduzem a pressão arterial, como potássio, magnésio e cálcio. Comer mais vegetais pode baixar a pressão sanguínea em cerca de 4,0/1,5 mmHg (milímetros de

---

RECEITA PARA A VIDA

Uma refeição típica em Okinawa consiste em:

- *miso*, uma sopa que contém algas marinhas, tofu (queijo de soja), batata-doce e vegetais folhosos verdes
- vegetais fritos, como rabanete daikon, bardana, quiabo e abóbora
- alga marinha *kombu*
- *konnyaku* (uma comida gelatinosa feita de uma batata-doce típica da região)
- pequenas quantidades de peixe ou porco cozido
- chá de jasmim

mercúrio), o que pode reduzir de modo significativo o risco de ataque cardíaco ou derrame. Mesmo entre as pessoas que seguem uma saudável dieta mediterrânea, aqueles que ingerem mais vegetais têm propensão 40% menor a desenvolver hipertensão que aqueles que os ingerem em menor quantidade.

Derrame Comer de três a cinco porções de frutas e vegetais por dia reduz o risco de derrame em 11%, em comparação àqueles que comem menos de três porções diárias, segundo estudos envolvendo pouco mais de 250 mil pessoas. Comer mais de cinco porções diárias diminui o risco ainda mais, em 26%. Além disso, cada porção extra de vegetais por dia reduz seu risco em outros 3%. Comer verduras é realmente bom para você!

Doença coronariana Pesquisas mostram que comer de três a cinco porções de vegetais por dia reduz o risco de doença coronariana em 7%, em comparação com pessoas que comem menos de três porções, enquanto a ingestão superior a cinco porções diárias reduz o risco em até 17% – então, quanto mais, melhor.

Diabetes Uma revisão de seis estudos com mais de 223 mil pessoas sugere que quem come mais vegetais folhosos tem menos chances de desenvolver diabetes tipo 2. Na verdade, aumentar o consumo de vegetais folhosos em uma porção e meia (122 g) pode reduzir o risco de desenvolver diabetes tipo 2 em 14%.

Câncer Sete em cada dez casos de câncer estão relacionados à dieta. Uma revisão de mais de 200 estudos descobriu que comer vegetais ajuda a proteger contra câncer de estômago, esôfago, pulmão, boca, garganta, útero, pâncreas e colo – e, quanto mais porções forem ingeridas, melhor. O maior benefício vem da ingestão de vegetais crus, cebola, alho, cenoura, verduras e variedades da família da mostarda (*veja* quadro na página 10).

CHEGANDO ÀS CINCO PORÇÕES

Procure comer, pelo menos, três (e, de preferência, cinco ou mais) porções de vegetais por dia, excluindo as batatas comuns, ricas em amido. Não conte (se possível, nem coma!) vegetais enlatados com sal, já que seus benefícios são anulados pelos potenciais efeitos nocivos do sódio em sua pressão sanguínea. Procure variar o máximo possível.

Cada uma das medidas abaixo equivale a uma porção:

- um punhado de vegetais picados, como cenoura, repolho, couve, milho, brócolis
- uma tigela pequena de salada verde
- uma tigela pequena de sopa de vegetais
- um copo (100 ml) de suco de vegetais (só conta até o máximo de uma porção diária, pois tem pouca fibra)

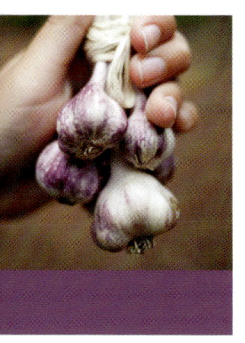

2 COMA MAIS alho

O alho é uma erva culinária tão popular que, no mundo, o consumo médio diário é equivalente a um dente por pessoa. E a boa notícia para os amantes de alho é que ele vem a ser uma supercomida antienvelhecimento.

O alho (*Allium sativum*) é mais que apenas um tempero delicioso: ele também tem uma impressionante gama de propriedades saudáveis. Segundo estudos sobre seus efeitos (baseando-se no consumo diário de cápsulas de alho seco de 600 a 900 mg), ele apresenta a seguinte lista de benefícios:

- antioxidante
- anti-inflamatório
- antibacteriano
- antiviral
- combate o câncer
- afina o sangue
- reduz o colesterol
- reduz a pressão sanguínea
- reduz os níveis de homocisteína (um aminoácido)

Se você precisar de mais elementos para se convencer do valor do alho, continue lendo...

O poder do alho

O índice ORAC do alho cru é surpreendentemente baixo (*veja* tabela na página 17), mas isso se deve ao fato de a maior parte de seu potencial antioxidante estar "trancado" na forma de uma substância inodora chamada alina. Quando o alho é cortado ou esmagado, ela é liberada das células danificadas e interage com uma enzima do alho para soltar uma substância rara chamada alicina, que dá ao alho esmagado seu cheiro característico.

A alicina e os compostos de enxofre formados a partir de sua quebra são antioxidantes poderosos. Quando consumidos, são rapidamente absorvidos pelo corpo para proteger o colesterol "ruim", o LDL (lipoproteína de baixa densidade), da oxidação. Por isso, o LDL não oxidado não é atacado nem absorvido por células coletoras para se fixar nas paredes das artérias, mas, em vez disso, é pego pelo HDL (lipoproteína de alta densidade), o colesterol "bom", que o transporta de volta para o fígado para ser processado. Dessa maneira, o consumo regular de alho ajuda a proteger contra o endurecimento e o espessamento das artérias (arteriosclerose).

Colesterol Além de reduzir a oxidação do colesterol, a alicina evita que as células o absorvam, reduz a produção de

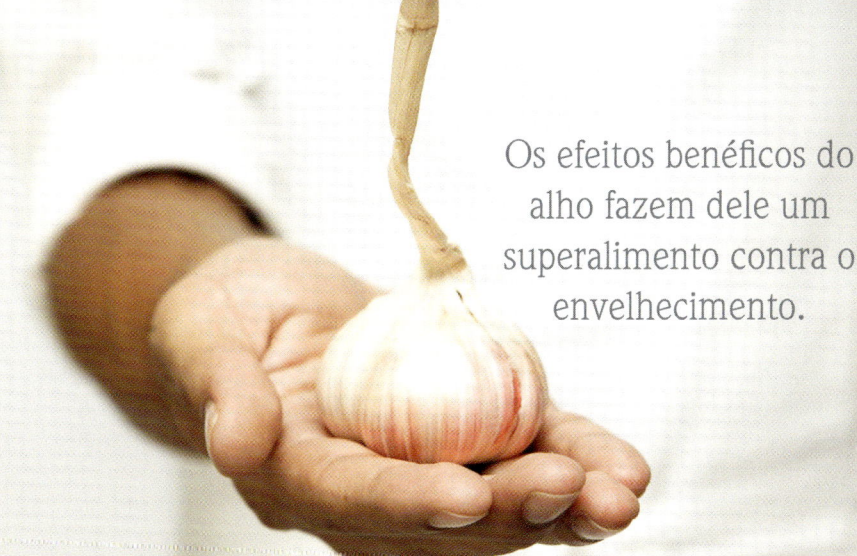

Os efeitos benéficos do alho fazem dele um superalimento contra o envelhecimento.

colesterol pelo fígado e promove a excreção de ácidos graxos, o que também diminui a chance do desenvolvimento de arteriosclerose. Pesquisadores descobriram que o consumo diário de alho reduz os níveis totais de colesterol em cerca de 10%.

Pressão sanguínea Extratos de alho podem reduzir a pressão sanguínea elevada em cerca de 16,3/9,3 mmHg – o suficiente para minimizar o risco de derrame em até 40%. Convém notar que eles não parecem diminuir a pressão sanguínea normal em pessoas que não tenham pressão sistólica (a quantidade de pressão que o sangue exerce nos vasos quando o coração bate) elevada. O efeito é gradual, ocorre com um mínimo de dois a três meses de consumo regular de alho, e

> **HOMOCISTEÍNA E SAÚDE**
>
> Quando os níveis de homocisteína na circulação aumentam muito, ela danifica o interior das paredes das artérias, que se tornam estreitas e rígidas. Algumas pesquisas sugerem que um nível alto de homocisteína é um importante fator de risco para doenças cardíacas, tal como ocorre com o colesterol. Ela também é associada a outros males, como o de Alzheimer. Os níveis de homocisteína são comumente reduzidos com ácido fólico, vitamina B_{12} e vitamina B_6.

isso parece se originar na diminuição da viscosidade do sangue, mudanças na forma como os sais entram nas células e saem delas e no relaxamento da musculatura lisa das paredes arteriais.

Homocisteína Níveis elevados do aminoácido homocisteína – produzido naturalmente pelo corpo – no sangue

COMA MAIS ALHO 15

TIRANDO O MÁXIMO DO ALHO

Se o alho for cozido imediatamente após ser cortado ou esmagado, a produção de alicina é inativada e alguns benefícios antienvelhecimento se perdem. Então, mesmo correndo o risco de perder alguns amigos, o alho é melhor se consumido cru ou em forma de cápsulas para maximizar seu efeito. Como a quantidade de alicina no alho varia consideravelmente conforme o local e o modo de cultivo, é melhor tomar cápsulas de pó de alho, que fornecem uma dose garantida de alicina. O revestimento reduz o cheiro de alho no hálito e protege os ingredientes ativos da degradação no estômago.

---

estão relacionados ao endurecimento e ao espessamento das artérias. Extratos de alho têm se mostrado eficazes para ajudar a reduzir os níveis de homocisteína – um efeito benéfico que ainda está sendo estudado.

Doença coronariana Acredita-se que o consumo regular de alho – graças à sua enorme lista de efeitos benéficos – diminua o risco de ataque cardíaco e de morte prematura em até 50% nos homens e 30% nas mulheres.

Câncer O alho pode reduzir o risco de câncer por meio de seu efeito direto de proteção do material genético (DNA) das células, que reduz mutações, desacelerando a progressão dos ciclos celulares (em outras palavras, uma redução direta do envelhecimento das células) e diminuindo a formação de compostos nocivos (nitrosaminas) no corpo. Uma ingestão diária de 5 g de alho (dois a três dentes) parece bloquear completamente a produção de nitrosaminas.

Infecções virais O consumo regular de alho também parece reduzir o risco de se pegar um resfriado. Apesar de não estar diretamente relacionado ao envelhecimento, isso sugere uma melhora na imunidade, que pode estar associada a benefícios antienvelhecimento. Em um estudo em que pouco menos de 150 pessoas receberam suplementos de alho ou placebos por 12 semanas, apenas 24 das pessoas que receberam alho ficaram resfriadas, comparadas a 65 do grupo-controle. Aqueles que ingeriram alho também tiveram resfriados mais curtos, com duração um dia e meio a menos que os outros.

O alho ainda tem outros efeitos benéficos, como a redução dos níveis de triglicérides (um tipo nocivo de gordura) no sangue, a diminuição da coagulação anormal e a melhora da fluidez do sangue. E, ao dilatar artérias pequenas (arteríolas), o alho também melhora o fluxo sanguíneo para a pele em até 50%, o que pode melhorar a aparência e fornecer mais oxigênio e nutrientes a fim de retardar o envelhecimento da pele. Esse efeito de dilatação dos vasos sanguíneos pode ser medido no tecido localizado sob as unhas apenas 5 horas após ingerir uma única dose.

MARAVILHA DO BEM-ESTAR

O alho não traz benefícios apenas para a saúde física – ele também pode melhorar nosso bem-estar geral. Um estudo que mediu o estado psicológico antes e depois do consumo de alho por quatro meses mostrou que quem o havia ingerido experimentou uma melhora sensível em características positivas de humor (atividade, bom humor, concentração, sensibilidade) e uma queda em características negativas de humor (ansiedade, irritação), enquanto aqueles que tomaram placebo não notaram nenhuma mudança.

Outras ervas e temperos que combatem o envelhecimento

Várias outras ervas culinárias e temperos têm uma pontuação ORAC alta (*veja* Coma Mais Frutas, no Volume 1), mesmo que sejam ingeridas em pequenas quantidades. A tabela à direita lista os valores ORAC por grama – e não a cada 100 g, como é o caso com as frutas e os vegetais. Acrescentar apenas 1 g de pimenta-preta a uma refeição adiciona 301 unidades ORAC, enquanto a mesma quantidade de canela totaliza incríveis 2.675 unidades – então, comece a temperar suas refeições!

TEMPERO/ERVA	PONTUAÇÃO
DENTE DE ALHO	3.144
CANELA	2.675
ORÉGANO	2.001
CÚRCUMA	1.592
NOZ-MOSCADA	1.572
COMINHO	768
SALSA	743
MANJERICÃO	676
AÇAFRÃO	530
CURRY	485
SÁLVIA	320
PIMENTA-PRETA	301
SEMENTE DE MOSTARDA	292
GENGIBRE EM PÓ	288
TOMILHO	274
PIMENTA EM PÓ	236
PÁPRICA	179
MENTA	139
ALHO	54

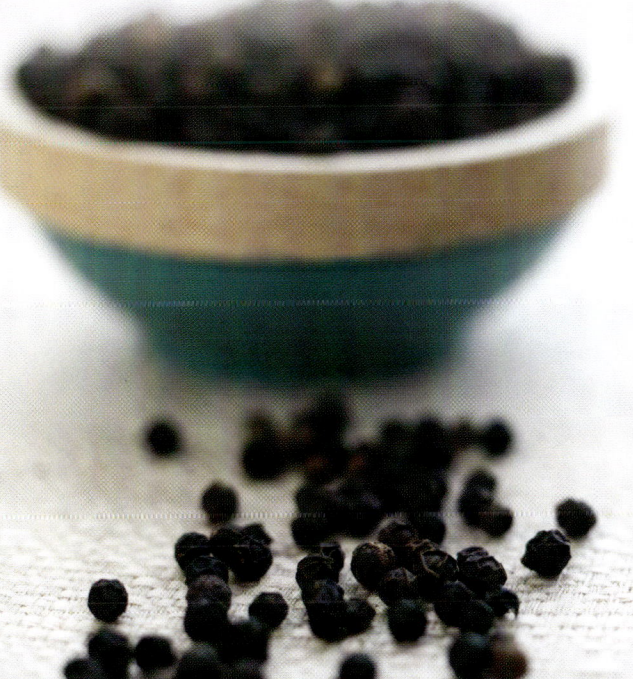

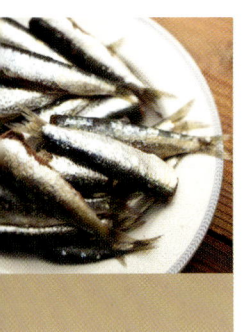

3 COMA MAIS peixe

Os ácidos graxos conhecidos como ômega-3 encontrados nos peixes oleosos trazem benefícios antienvelhecimento excepcionais para, teoricamente, todas as partes do corpo, como coração, articulações e cérebro. Por isso, é vital que eles estejam presentes em quantidades suficientes em sua dieta.

Como evoluímos a partir do mar, não surpreende que o peixe figure com destaque nas dietas mais saudáveis do mundo. Quem segue as dietas mediterrânea, japonesa e esquimó tem um risco muito baixo de desenvolver pressão alta, doenças coronarianas, derrame, diabetes e até depressão. Esses efeitos protetores do peixe se devem aos óleos que ele contém.

Ômega-3 e ômega-6

Há dois tipos principais de ácidos graxos poli-insaturados: ômega-3 e ômega-6. Seus nomes derivam de sua estrutura química, que determina como eles são processados pelo corpo.

- **Ômega-3**, encontrados principalmente em peixes oleosos, são convertidos em uma série de substâncias parecidas com hormônios com poderosos efeitos antienvelhecimento e anti-inflamatório no corpo.
- **Ômega-6**, derivado principalmente de óleos vegetais, é convertido principalmente em substâncias que favorecem inflamação.

Nossa dieta tradicional de caçadores-coletores da Idade da Pedra, com plantas, animais selvagens e peixes, fornecia quantidades iguais de ômega-6 (dos óleos vegetais naturais) e ômega-3 (dos peixes oleosos). Mas a maioria das pessoas que seguem hoje uma dieta ocidental obtém, pelo menos, sete vezes mais ômega-6 (de margarinas, patês, alimentos processados e preparados) que ômega-3, o que aumenta o risco de inflamações relacionadas à idade, como doenças coronarianas e derrames.

Como o óleo de peixe ajuda

Cientistas calcularam que, para cada 20 g a mais de peixes e mariscos ingeridos, há uma redução de 6% no risco de morrer, em qualquer idade, de qualquer causa médica, mesmo após levar o tabagismo em consideração.

Diabetes Pesquisas mostram que as pessoas mais idosas que comem mais peixe têm chances 60% menores de desenvolver um controle ruim da glicose e da diabetes que as demais, mesmo quando se consideram fatores como idade, peso e carboidratos.

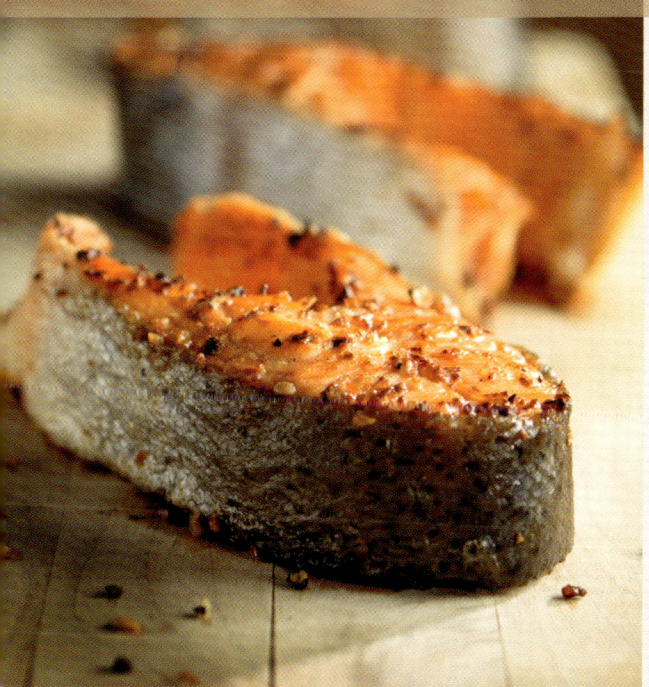

O salmão fresco é rico em ômega-3.

PEIXES OLEOSOS

Seu corpo não consegue converter os ácidos graxos ômega-6 em ômega-3; por isso, um bom suprimento de ômega-3 é vital. Os peixes classificados como oleosos são:

Anchovas (sem sal) • Arenque defumado
Carpa • Enguia • Arenque
Lúcio • Cavala • Peixe-relógio
Panga • Sardinha • Salmão
Peixe-espada • Truta • Atum (fresco, mas não enlatado) • Espadilha

Além dos peixes, são fontes de ômega-3 algas azuis, nozes e óleos de linhaça e de cânhamo.

Doenças cardíacas Mesmo um aumento modesto na ingestão diária de peixes oleosos pode ajudar a evitar a morte causada por trombose coronariana (ataque cardíaco). Nas pessoas que já tiveram um ataque cardíaco, comer mais peixe diminui significativamente a chance de ter um segundo – e, se ele ocorrer, a chance de ele ser fatal é reduzida de forma significativa. Os óleos de peixe reduzem a viscosidade do sangue e a coagulação e os batimentos anormais, além de terem um efeito benéfico sobre o nível de triglicérides no sangue.

Algumas pesquisas sugerem que os óleos de peixe também melhoram a elasticidade das paredes das artérias.

Os efeitos protetores do consumo de óleos de peixe aparecem em apenas quatro semanas após o aumento do consumo. Imagina-se que esse efeito rápido seja resultado de um afinamento do sangue, que reduz a chance de formação de coágulos. Os benefícios continuam de modo que, após dois anos, pessoas com alto consumo de peixe têm um terço menos chances de morrer de ataque cardíaco que as demais. No entanto, é interessante notar que o ômega-3 parece ter um efeito neutro no equilíbrio de colesterol (ou pode aumentar discretamente o colesterol "bom" – HDL – e reduzir na mesma medida o "ruim" – LDL –, sem alterar o colesterol total), apesar de isso depender dos genes herdados.

Derrame Uma ampla análise de dados de seis estudos sugere que comer qualquer peixe toda semana diminui o risco de derrame em 12%, com possíveis reduções de mais 2% por porção semanal. Outros estudos concordam que comer peixes oleosos de duas a quatro vezes por semana pode reduzir em mais da metade o risco de ter um derrame.

Doenças inflamatórias Descobriu-se que comer peixe de duas a três vezes por semana reduz o risco de doenças inflamatórias no intestino, artrite reumatoide e psoríase. Pessoas que comem peixes oleosos ao menos duas vezes por semana também têm metade das chances de sofrer com asma, respiração ofegante ou aperto no peito ao acordar – mesmo quando fatores como o tabagismo são considerados. Óleos de peixe também reduzem a severidade da asma induzida por exercícios, diminuindo a inflamação nas vias aéreas.

Artrose Aumentar o consumo de óleos de peixe contendo ômega-3 reduz o nível de substâncias inflamatórias nas articulações artríticas responsáveis por maior fluxo sanguíneo, calor e dor. O ômega-3 parece ter uma ação analgésica similar à de anti-inflamatórios não esteroides e pode reduzir a quantidade de analgésicos que um paciente precisa tomar.

Saúde do cérebro Os ácidos graxos encontrados nos peixes oleosos estão envolvidos na comunicação entre as células do cérebro e têm papéis estruturais importantes dentro de suas membranas, melhorando sua fluidez para que as mensagens sejam passadas mais rapidamente de uma a outra. Uma boa ingestão de peixes oleosos ou de suplementos à base de óleo de peixe pode reduzir o risco de depressão, melhorar a memória e ajudar a proteger contra declínios cognitivos relacionados à idade e contra a demência.

Câncer Os óleos de peixe podem ter algum papel na redução do risco de câncer, interferindo no crescimento de células dos tumores e revertendo a perda de peso que pode ocorrer nas pessoas com câncer. Vários testes sugerem que cada 100 g de peixe consumidos por dia reduz o risco de câncer no intestino em 3%.

Melhorando o equilíbrio de óleos ômega

Os óleos de peixe têm um efeito tão poderoso que alguns especialistas recomendam a ingestão de 300 g deles por semana. Para a maioria das pessoas, isso significa aumentar dez vezes o consumo de peixe! Para melhorar seu equilíbrio

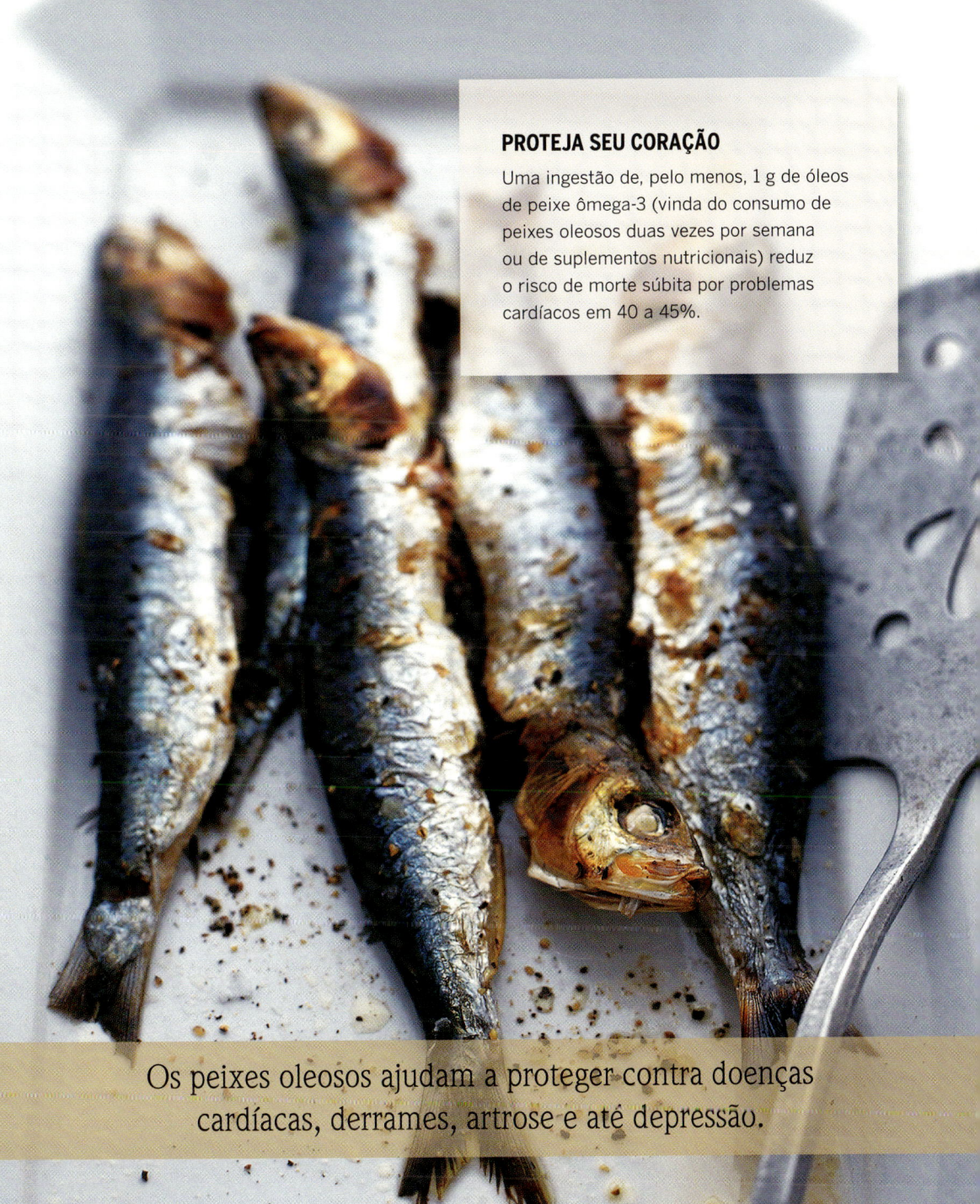

PROTEJA SEU CORAÇÃO

Uma ingestão de, pelo menos, 1 g de óleos de peixe ômega-3 (vinda do consumo de peixes oleosos duas vezes por semana ou de suplementos nutricionais) reduz o risco de morte súbita por problemas cardíacos em 40 a 45%.

Os peixes oleosos ajudam a proteger contra doenças cardíacas, derrames, artrose e até depressão.

desses óleos, consuma mais ômega-3, encontrado em:

- peixes oleosos (duas a quatro porções semanais)
- carne de caça, como veado e búfalo
- carne de herbívoros
- ovos enriquecidos com ômega-3
- nozes e óleo de nozes
- suplementos de óleo de peixe com ômega-3

Corte o excesso de ômega-6 consumindo menos:

- óleos vegetais contendo ômega-6, como óleo de cártamo, de girassol, de semente de uva, de milho, de semente de algodão e de soja
- margarinas à base de óleos que contenham ômega-6, como os de girassol e cártamo
- comidas prontas
- fast-food
- alimentos industrializados, como bolos, doces e massas

CERTIFIQUE-SE DE QUE ESTÁ FRESCO

Peixe fresco deve ter cheiro de água do mar – maresia, com uma pitada de ozônio e levemente adocicado. Ele *não* deve cheirar a peixe.

Esse cheiro característico vem da quebra de compostos químicos – então, se o seu peixe cheira a peixe, é sinal de que não está tão fresco assim.

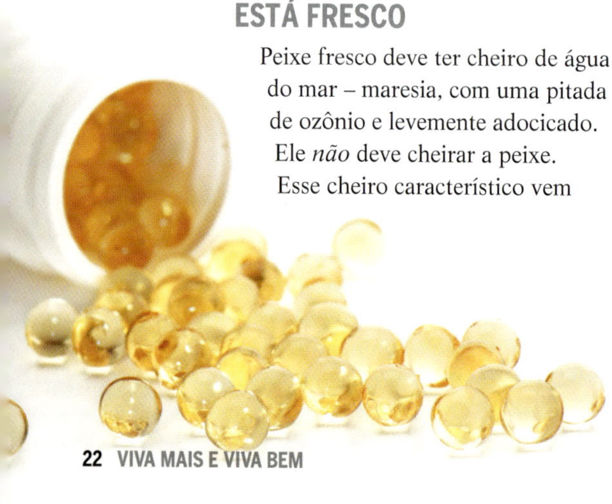

A pele do peixe fresco deve estar brilhante e parecer suave e firme ao toque. Quando você encostar o dedo na carne, ela deve voltar para o lugar com elasticidade, e não ficar afundada e amassada. As escamas (se houver) devem estar firmes, e não soltas, e, no corte, a carne deve estar consistente: nem flácida, nem encharcada, nem lascada. Inspecione os olhos dos peixes que estiver comprando: os de peixes frescos são claros, brilhantes e reluzentes; uma vez que eles começam a se deteriorar, os olhos ficam encolhidos e anuviados. Também verifique as escamas, que deverão apresentar um rosa saudável ou um vermelho vivo – não um marrom desbotado.

Quando o peixe está bem fresco, é delicioso e excepcionalmente bom para a saúde quando comido cru, no estilo japonês (como sushi ou sashimi), pois é nesse estado que ele traz os melhores benefícios contra o envelhecimento.

SUPLEMENTOS DE ÓLEO DE PEIXE

Muitas pessoas não gostam de preparar ou comer peixe. Para obter os benefícios da proteção contra o envelhecimento do ômega-3 nesses casos, um suplemento de óleo de peixe é essencial. A dose de que você vai precisar depende de sua dieta e da quantidade de peixe oleoso que você costuma comer.

Para a saúde geral de adultos mais jovens, é necessária uma ingestão diária mínima de 450 mg de óleos de peixe ômega-3 de cadeia longa (DHA e EPA). Para reduzir o risco de doença cardíaca, pessoas com 50 anos ou mais devem

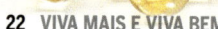

considerar tomar 1 g de óleo de peixe com ômega-3 a fim de ajudar na proteção contra ataques cardíacos e para efeitos benéficos nas articulações e no cérebro. Para aqueles com dores e inchaço nas juntas (artrite), pode ser necessário um consumo maior, de 3 a 6 g diários, para um bom efeito anti-inflamatório.

QUANTO VEM DA SUA DIETA?

Um adulto médio, seguindo uma dieta ocidental, come apenas 50 g de peixe oleoso por semana, o que rende apenas 1 g dos óleos ômega-3 de cadeia longa (EPA/DHA). Cerca de 70% dos adultos não ingerem óleo de peixe. A tabela a seguir mostra a quantidade de ômega-3 presente em uma porção típica de diferentes tipos de peixe. Se você come pouco peixe oleoso (ou simplesmente não come), seu suplemento antienvelhecimento à base de óleo de peixe deve fornecer, pelo menos, 450 mg de EPA/DHA por dia para a saúde em geral, 1 g por dia para trazer benefícios ao coração e 3 g ou mais se suas juntas doloridas não tiverem respondido a doses menores. Invista em um produto superforte ou de boa qualidade.

> **CUIDADO!**
> Se você tiver um problema de coagulação ou estiver tomando anticoagulantes (como varfarina), procure orientação médica antes de tomar um suplemento de óleo de peixe ômega-3, pois ele ajuda a afinar o sangue. No entanto, não se espera um aumento significativo no tempo de coagulação com ingestão diária de 3 g ou menos.

PEIXE	TAMANHO DA PORÇÃO (gramas)	ÔMEGA-3 DE CADEIA LONGA por porção	
ARENQUE DEFUMADO	150 g	3,89 g	**EXCELENTE**
SALMÃO	150 g	3,25 g	
CAVALA	150 g	2,89 g	
SARDINHA EUROPEIA (no molho de tomate)	110 g	2,86 g	
ARENQUE	150 g	1,97 g	**BOM**
ATUM (fresco)	150 g	1,95 g	
TRUTA	150 g	1,73 g	
SARDINHA (no molho de tomate)	100 g	1,67 g	
SALMÃO ENLATADO (na água com sal, drenado)	100 g	1,55 g	
SOLHA	150 g	0,45 g	**RUIM**
BACALHAU	150 g	0,38 g	
HADOQUE	150 g	0,24 g	
ATUM ENLATADO (no óleo, drenado)	45 g	0,17 g	
ATUM ENLATADO (na água com sal, drenado)	45 g	0,08 g	

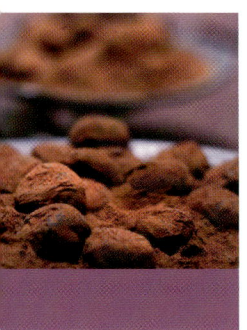

4 COMA chocolate amargo

Para muitos de nós, o chocolate é um dos verdadeiros prazeres da vida. Por isso, é ótimo saber que ele oferece benefícios inigualáveis contra o envelhecimento – contanto que 70% dele seja cacau sólido.

O chocolate amargo contém altas quantidades de flavonoides antioxidantes – o mesmo tipo que dá a reputação de protetores do coração ao vinho tinto e ao chá-verde. Além disso, os polifenóis presentes no chocolate são da variedade superprotetora conhecida como procianidinas flavonoides. Enquanto alguns desses flavonoides contêm apenas uma unidade, sendo classificados como monômeros, os que protegem mais são os que contêm duas, três ou mais unidades e são conhecidos como oligômeros. Aliás, o chocolate é rico nos oligômeros maiores, que oferecem mais benefícios à saúde. Na verdade, o potencial antioxidante do chocolate amargo é maior que o de quase qualquer outro superalimento, com extraordinárias 103.971 unidades ORAC a cada 100 g.

Defendendo o chocolate

Os antioxidantes do chocolate têm efeitos benéficos para todo o corpo, especialmente o cérebro. Ele contém compostos psicoativos como:

- **pequenas quantidades de cafeína** – cerca de dez vezes menos que uma xícara média de café, uma concentração que é ideal para melhorar a atenção e reduzir a percepção de esforço e fadiga, mas sem interferir no sono.
- **teobromina**, um estimulante similar à cafeína, que também nos deixa mais animados.
- **triptofano**, um aminoácido que faz parte da composição da serotonina, um composto químico do cérebro que melhora o humor, aumenta a euforia e dá sensação de prazer.
- **uma série de alcaloides neuroativos** que têm uma atuação anticancerígena, inibindo uma enzima envolvida na divisão celular descontrolada.
- **feniletilamina** (PEA) – uma substância que altera o humor (neuroamina) e que foi descrita como a base molecular do amor; a PEA é responsável pela sensação inicial de arrebatamento, de "andar nas nuvens" e pela perda de apetite que acompanha a paixão. A PEA produz um leve sussurro que instila confiança e intensifica a sensação de prazer; a maioria da feniletilamina derivada do chocolate é metabolizada antes de chegar ao cérebro, mas algumas pessoas são sensíveis ao seu efeito em quantidades ínfimas.

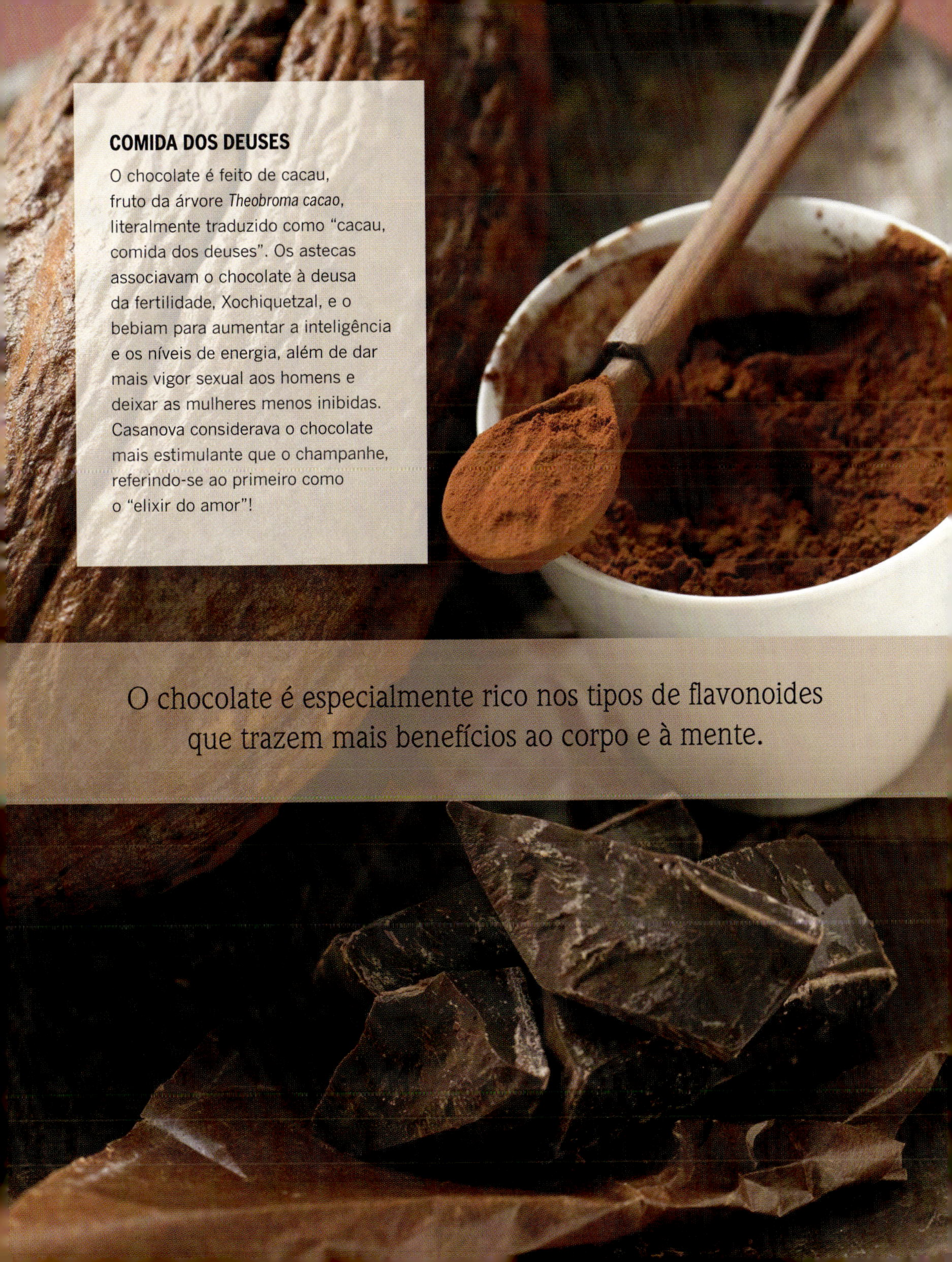

COMIDA DOS DEUSES

O chocolate é feito de cacau, fruto da árvore *Theobroma cacao*, literalmente traduzido como "cacau, comida dos deuses". Os astecas associavam o chocolate à deusa da fertilidade, Xochiquetzal, e o bebiam para aumentar a inteligência e os níveis de energia, além de dar mais vigor sexual aos homens e deixar as mulheres menos inibidas. Casanova considerava o chocolate mais estimulante que o champanhe, referindo-se ao primeiro como o "elixir do amor"!

O chocolate é especialmente rico nos tipos de flavonoides que trazem mais benefícios ao corpo e à mente.

- **pequenas quantidades de anandamida**, um canabinoide endógeno que estimula os mesmos receptores cerebrais que a maconha; isso contribui para a sensação de contentamento e para um "barato" vindo do chocolate. Apesar de você ter que comer vários quilos de chocolate para obter efeitos psicoativos perceptíveis, vale notar que ele também contém substâncias que inibem a quebra natural da anandamida, o que significa que comer chocolate faz você se sentir bem por mais tempo.

Outra vantagem é que, como outros alimentos doces, o consumo de chocolate também aciona a liberação das endorfinas opiáceas do corpo, que reduzem a sensibilidade à dor.

Função sexual Pesquisadores sugerem que o chocolate pode ter um impacto positivo – psicológica ou biologicamente – na sexualidade feminina. Urologistas do hospital San Raffaele, em Milão, na Itália, questionaram 163 mulheres sobre seu consumo de chocolate e sua experiência de satisfação sexual e descobriram que aquelas que comiam chocolate tinham níveis significativamente maiores de desejo que aquelas que não o consumiam diariamente.

Doenças cardíacas Comer chocolate amargo melhora uma série de fatores de risco relacionados a doenças coronarianas. Uma pesquisa publicada no *American Journal of Hypertension* mostrou que a alta concentração de flavonoides em 100 g de chocolate amargo tem efeito benéfico sobre as paredes dos vasos sanguíneos. Isso diminui a rigidez arterial, o que melhora a dilatação e reduz a pressão sanguínea. Outros cientistas, em artigo para o *British Medical Journal*, concordaram que comer 100 g de chocolate amargo por dia pode reduzir a pressão sanguínea, em média, 5,1/1,8 mmHg – o suficiente para reduzir o risco de um ataque cardíaco ou derrame em 21%. É interessante notar que os indígenas da tribo Kuna, que vivem no litoral do Panamá, não sofrem de pressão alta à medida que envelhecem, o que é, em parte, atribuído à grande quantidade de cacau ingerida diariamente.

Outro benefício à saúde do coração vem da manteiga de cacau, rica em ácidos oleicos monoinsaturados (o mesmo tipo de gordura encontrado no azeite de oliva). O chocolate amargo aumenta os níveis do colesterol "bom" (HDL), enquanto reduz os de LDL (colesterol "ruim") em até 10%. Apesar de a manteiga de cacau também conter gordura saturada, ela está presente em sua maior parte na forma de ácido esteárico, que tem um efeito neutro sobre

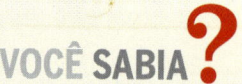

VOCÊ SABIA?

As mulheres são mais suscetíveis que os homens aos efeitos de substâncias como a PEA e o triptofano, e, por isso, são mais propensas a serem chocólatras.

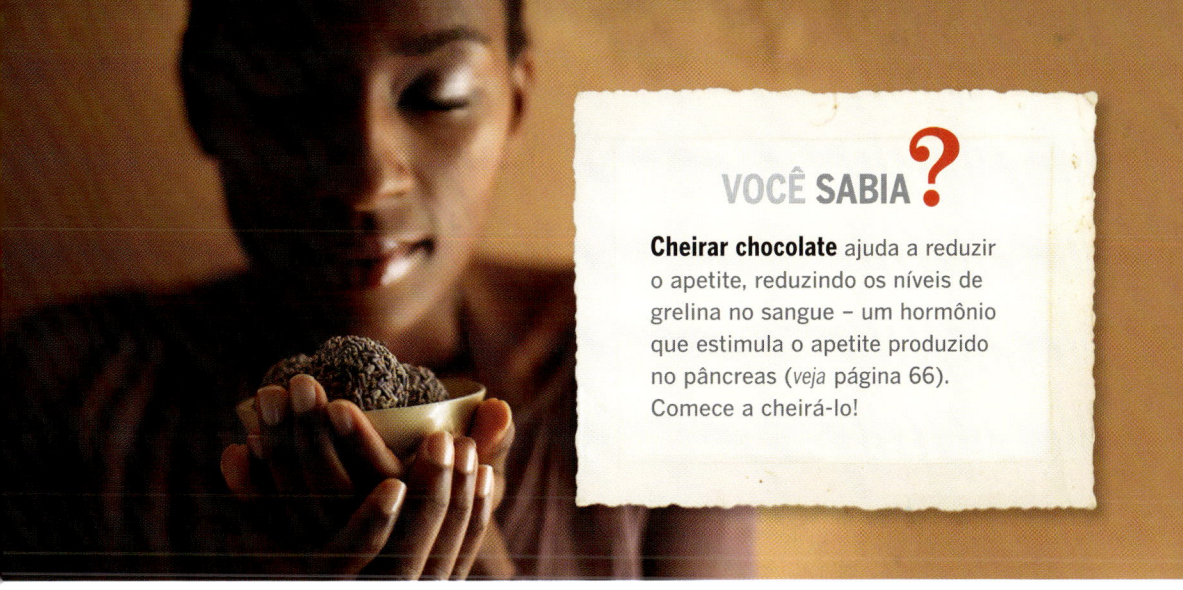

VOCÊ SABIA?

Cheirar chocolate ajuda a reduzir o apetite, reduzindo os níveis de grelina no sangue – um hormônio que estimula o apetite produzido no pâncreas (*veja* página 66). Comece a cheirá-lo!

os níveis de colesterol. O chocolate amargo diminui, ainda, a indesejável aglutinação de plaquetas e protege contra coágulos sanguíneos – mesmo em fumantes. Pesquisadores também descobriram que comer 45 g de chocolate amargo por dia aumenta significativamente o fluxo sanguíneo pelas artérias coronárias.

Diabetes O chocolate também melhora a sensibilidade à insulina e a função do pâncreas em pessoas com baixa tolerância à glicose. Tal efeito pode até ajudar a reduzir o risco de desenvolver diabetes tipo 2.

VIVA MAIS
Em razão de todos esses benefícios à saúde, pesquisadores revelaram no *British Journal of Medicine* que a inclusão de 100 g de chocolate amargo na alimentação diária (junto com o consumo regular de peixe, frutas, vegetais, amêndoas, alho e 150 ml de vinho) pode chegar a aumentar a expectativa média de vida em até seis anos e meio nos homens e cinco anos nas mulheres. Ingerir bebidas achocolatadas traz benefícios similares à saúde.

A parte ruim
Infelizmente, o chocolate realmente contém muitas calorias. Os 100 g de chocolate rico em antioxidantes usados nos testes fornecem 510 kcal de energia, que, se não for gasta em mais exercícios físicos, pode contribuir para o aumento do peso.

Para tirar o melhor proveito do chocolate como "remédio" antienvelhecimento, coma chocolate amargo e que contenha, pelo menos, 70% de cacau – na verdade, quanto mais amargo, melhor. Algumas marcas oferecem hoje 90% e até 100% de cacau – mas esse último é tão amargo que, normalmente, só dá para comer um quadrado por vez. Coma um pouco por dia (até o máximo de 100 g) como parte de uma dieta balanceada para obter alguns dos benefícios sem a gordura e o açúcar adicionais.

5 BEBA MAIS chá

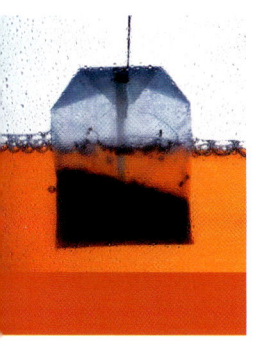

O chá é uma das bebidas mais populares do mundo – e é bom para nós também! Beber apenas quatro xícaras por dia pode reduzir pela metade seu risco de ataque cardíaco, e quem bebe chá tem menos chances de sofrer de pressão alta e ter um derrame.

As origens do consumo de chá se perdem nas brumas do tempo. Uma antiga lenda chinesa diz que o chá foi introduzido como bebida em 2737 a.C., mas a referência mais antiga confirmada em relação a cultivo, processamento e ingestão do chá é encontrada em um dicionário chinês datado do século IV d.C. Os benefícios do chá à saúde são bem conhecidos há muito tempo na China, onde ele era considerado uma bebida medicinal e chamado "Tai fu", que significa "médico".

VOCÊ SABIA?

O chá-branco contém cerca de 15 mg de cafeína por xícara, comparado a 20 mg do chá-verde e 40 mg do chá-preto. Então, se estiver tentando reduzir o consumo de cafeína, prefira o branco ou o verde.

O que tem na sua xícara?

O chá é composto das folhas jovens e dos botões de folhas do arbusto *Camellia sinensis*. Duas variedades principais são usadas: a planta chinesa de folhas pequenas (*C. sinensis sinensis*) e a planta de folhas grandes de Assam (*C. sinensis assamica*).

O chá-verde é feito com a vaporização e a secagem das folhas de chá imediatamente após a colheita. Enquanto isso, o chá-preto é feito da moagem e da fermentação das folhas recém-colhidas para que sejam oxidadas antes de secar. Isso possibilita que enzimas naturais das folhas de chá produzam a cor marrom-avermelhada característica e também minimiza a adstringência.

O chá-branco é similar ao chá-verde, pois não é fermentado, mas ele é feito apenas dos botões das folhas, colhidos antes de se abrirem. Eles têm um aspecto branco por causa dos pelos finos e prateados. Os botões são delicadamente secos e originam um chá cor de palha com fragrância delicada – descrita como leve e doce. O chá-branco não desenvolve o sabor de "grama" do chá-verde (o que pode ser um gosto adquirido), mas é tão benéfico quanto ele à nossa saúde,

Uma xicarazinha de chá pode reduzir o risco de ataque cardíaco ou derrame, bem como melhorar nossa resistência a infecções.

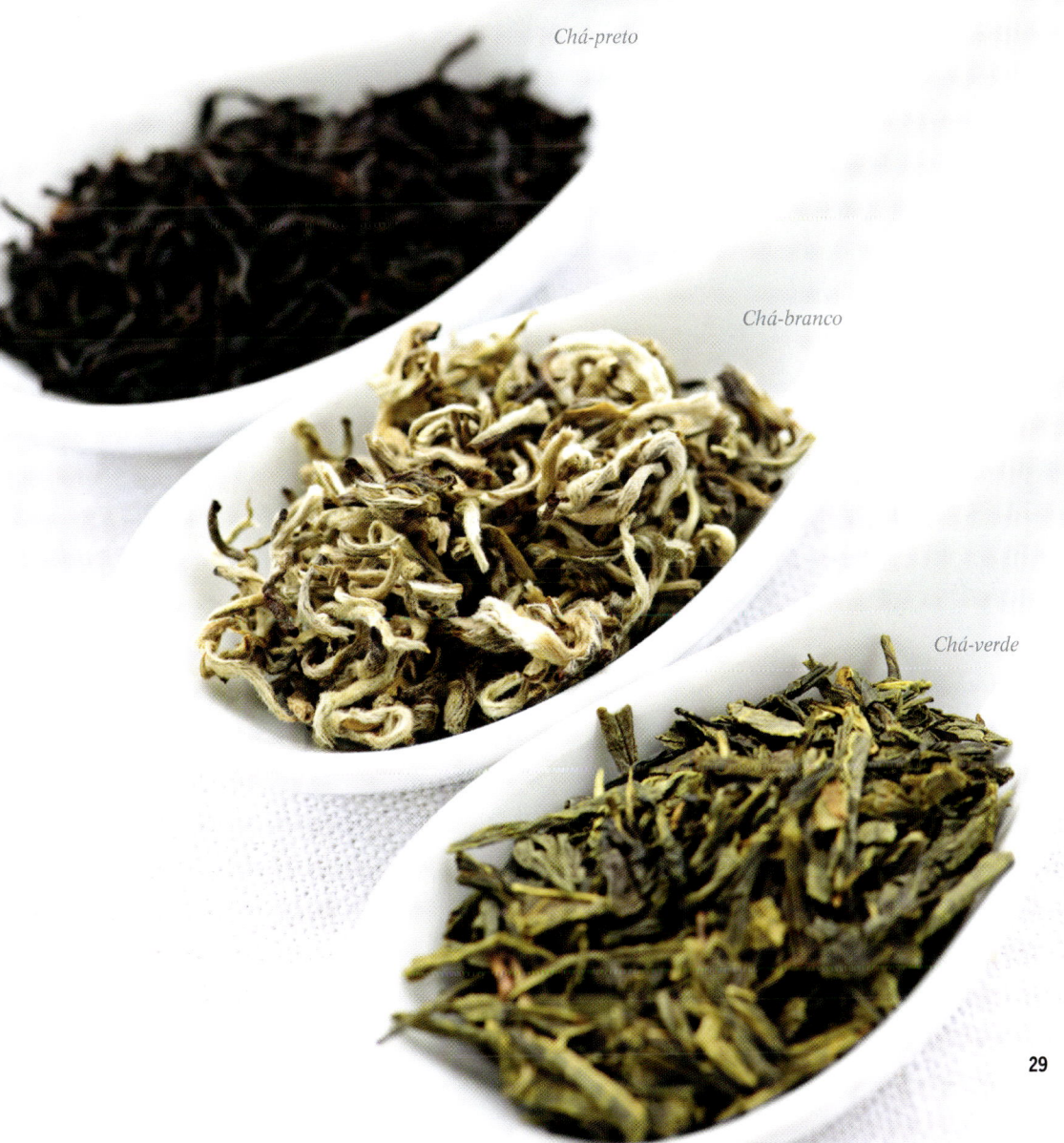

Chá-preto

Chá-branco

Chá-verde

> Beber de quatro a cinco xícaras de chá-verde por dia fornece mais da metade de nossa ingestão diária de antioxidantes flavonoides.

o que pode ser o motivo por que ele está se popularizando cada vez mais no Ocidente. O chá-preto responde, atualmente, por cerca de 75% do consumo de chá no mundo, sobretudo no Ocidente, enquanto o chá-verde – o mais popular nos países asiáticos – responde pela maior parte do restante.

FLAVONOIDES FANTÁSTICOS

Mais de 30% do peso líquido das folhas de chá-verde consiste em poderosos flavonoides antioxidantes, como as catequinas. Elas são convertidas em antioxidantes menos ativos (como as teaflavinas e tearubiginas) durante a fermentação, mas, mesmo assim, beber de quatro a cinco xícaras de chá-preto por dia fornece cerca de 50% do nosso consumo total de antioxidantes flavonoides (com os outros 50% vindo, principalmente, de maçãs e cebolas).

Antioxidantes como os encontrados no chá ajudam, ainda, a manter a circulação em ordem e a saúde de ossos e dentes, além de melhorar a resistência a infecções. Eles também são importantes na luta contra o envelhecimento precoce – tanto que extratos de chá-verde são hoje adicionados a alguns cosméticos para ajudar a manter a pele, o cabelo e as unhas com aparência jovem.

Ponha a chaleira no fogo

Quando você toma uma xícara de chá, tem nas mãos mais que uma bebida refrescante...

Doenças coronarianas Pesquisas sugerem que beber chá-verde tem efeitos benéficos sobre o equilíbrio de colesterol, a pressão e a coagulação, e pode reduzir o risco de doença coronariana. Pessoas que bebem ao menos quatro xícaras de chá por dia têm reduzido pela metade o risco de sofrer um ataque cardíaco e o de sofrer de pressão alta e ter um derrame. Uma ampla análise recente de dados de 18 estudos mostrou que beber uma xícara de chá-verde por dia pode reduzir o risco de doença coronariana em 10%. Estudos anteriores sugerem que beber chá-preto também é benéfico, com três ou mais xícaras melhorando o combate à oxidação e protegendo contra doenças cardíacas.

Câncer A ingestão de grandes quantidades (cerca de oito a dez xícaras por dia) de chá-verde parece proteger contra câncer de fígado, ovário, útero e, possivelmente, estômago e colo também. Além disso, a análise dos resultados de quatro estudos sugere que as mulheres que consomem mais

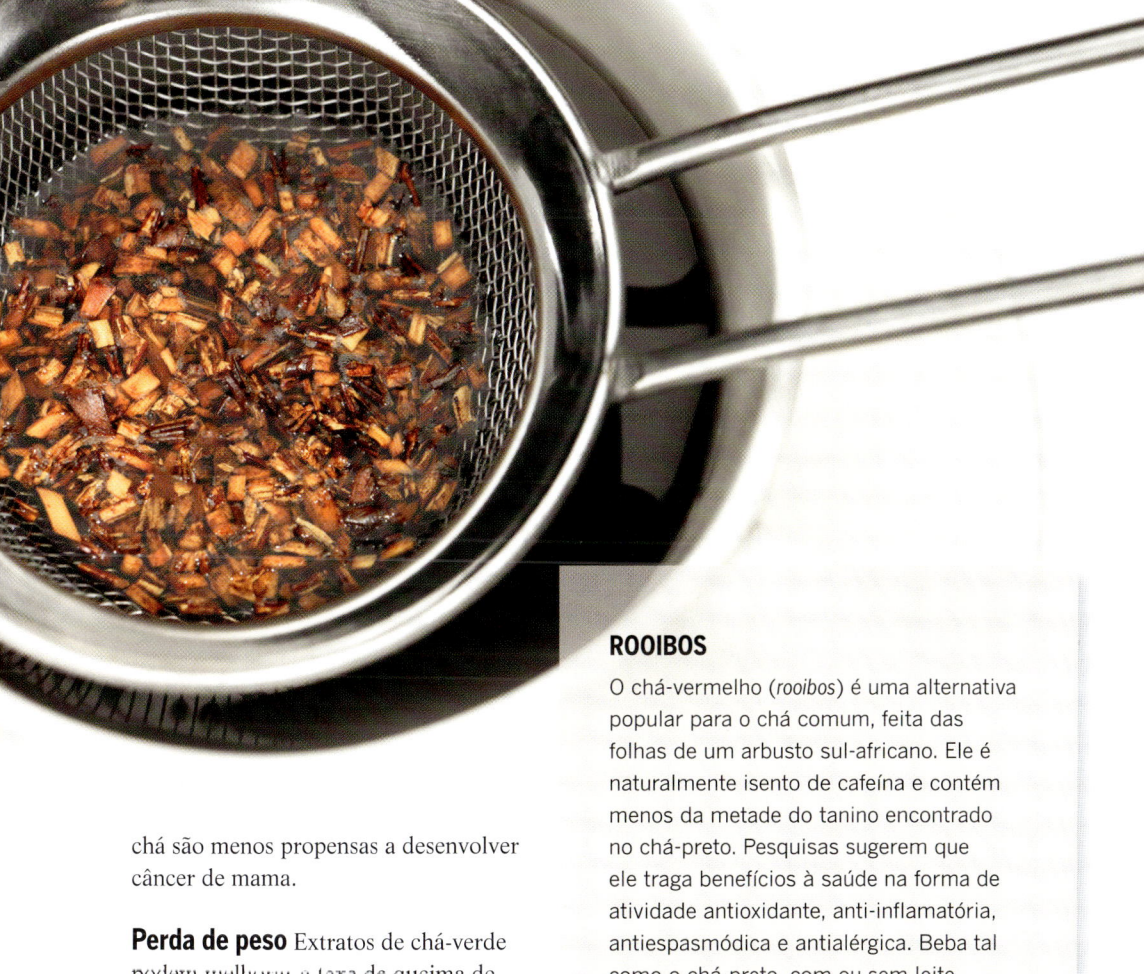

chá são menos propensas a desenvolver câncer de mama.

Perda de peso Extratos de chá-verde podem melhorar a taxa de queima de calorias pelo corpo em até 40% em um período de 24 horas. Isso se deve à sua capacidade de inibir uma enzima metabólica específica, o que aumenta os níveis de noradrenalina para estimular a quantidade de energia gasta pelas células do corpo (termogênese). Ele também pode bloquear a atividade de enzimas intestinais necessárias para a digestão da gordura ingerida, minimizando sua absorção. Vários testes sugerem que a adição de extratos de chá-verde a um regime de perda de peso ajuda a melhorar a eliminação de gordura. Por exemplo, um estudo com 60 adultos obesos seguindo uma dieta de três refeições por dia descobriu que, comparados aos que ingeriram placebos, aqueles que tomaram extratos de chá-verde perderam 2,7 kg a mais no primeiro mês, 5,1 kg no segundo e 3,3 kg no terceiro.

ROOIBOS

O chá-vermelho (*rooibos*) é uma alternativa popular para o chá comum, feita das folhas de um arbusto sul-africano. Ele é naturalmente isento de cafeína e contém menos da metade do tanino encontrado no chá-preto. Pesquisas sugerem que ele traga benefícios à saúde na forma de atividade antioxidante, anti-inflamatória, antiespasmódica e antialérgica. Beba tal como o chá-preto, com ou sem leite, açúcar ou limão.

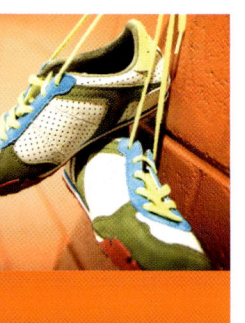

6 FAÇA EXERCÍCIOS *diariamente*

Exercícios regulares reduzem o número de mortes relacionadas à idade – de todas as causas médicas – em quase um quarto, mesmo que praticados apenas a partir da meia-idade. Então, não é tarde demais para fazer algo!

Exercícios regulares promovem um bom controle da pressão sanguínea, do equilíbrio do colesterol, dos níveis de glicose e da viscosidade do sangue. Além disso, reduzem o risco de se desenvolver a maioria das doenças relacionadas à idade. Na verdade, os exercícios regulares parecem oferecer uma proteção tão grande contra a morte prematura quanto não fumar.

Um amplo estudo recente (publicado no periódico *The Lancet*), que acompanhou mais de 416 mil homens e mulheres a partir dos 20 anos, por um período de oito anos, mostrou que fazer apenas 15 minutos de atividade física por dia (ou 90 minutos por semana) reduziu o risco de morte prematura em 14% e aumentou a longevidade em três anos. Aqueles que se exercitavam mais tinham benefícios maiores, com cada 15 minutos adicionais de exercício diminuindo ainda mais o risco de morte, por qualquer causa médica, em mais 4%. Esse padrão continuava até que o nível de exercício chegasse aos 100 minutos; após essa marca, não se via aumento nos benefícios. Outro dado interessante: uma atividade vigorosa por períodos mais curtos tinha o mesmo efeito benéfico que exercícios menos intensos que se estendiam por mais tempo.

Atividade saudável

Os benefícios da atividade física para a saúde parecem resultar de respostas biológicas imediatas que persistem por um curto tempo, após cada sessão de exercícios, em vez de virem dos efeitos do treinamento. Esses benefícios de curto prazo podem ser prolongados por meio de uma rotina diária de exercícios.

Câncer No estudo citado, aqueles que se exercitavam apenas 15 minutos por dia tinham 11% menos chances de morrer de câncer durante a pesquisa que os sedentários. E o risco de morrer de câncer continuou a cair em

---

DEFESA CONTRA A DIABETES

O número de receptores de glicose disponíveis para possibilitar que ela entre nas células musculares é duas vezes maior nas pessoas que treinam regularmente, em comparação com aquelas que têm uma vida sedentária.

1% a cada 15 minutos adicionais de exercícios diários.

Pressão sanguínea Apesar de o exercício em si aumentar a pressão sanguínea, ela cai assim que você para, por causa da dilatação dos vasos sanguíneos. Isso reduz a pressão durante o descanso e em situações que costumam elevá-la, como mais atividade física intensa e situações de angústia. Estudos sugerem que o exercício reduza a pressão média em 6 a 13 mmHg nas primeiras 16 horas após os exercícios em comparação com um dia sem atividade. Exercícios regulares, de preferência diários, são, portanto, necessários para a manutenção desses benefícios.

Gorduras no sangue O endurecimento e o espessamento das artérias estão associados a elevações nos níveis de gordura (LDL, triglicérides), à viscosidade do sangue e a mudanças em seu fluxo ocorridas depois de comer.

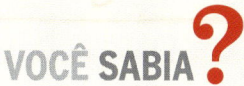

VOCÊ SABIA?

Uma única caminhada rápida de 30 minutos pode reduzir o aumento normal de gordura no sangue após comer em quase um terço. Esse efeito é perceptível mesmo quando o exercício é feito até 15 horas antes de uma refeição ou 90 minutos depois.

Exercícios regulares trazem efeitos benéficos contra todas essas variáveis, pois melhora a função hepática e aumenta a quantidade de gordura quebrada para ser usada como combustível. Pessoas que treinam diariamente têm picos de gordura sanguínea significativamente mais baixos após a alimentação que as sedentárias, apesar de seus níveis de sangue após o jejum serem similares. Esses efeitos benéficos também são de curto prazo. Por isso, fazer exercícios na maioria dos dias é necessário para mantê-los. A boa

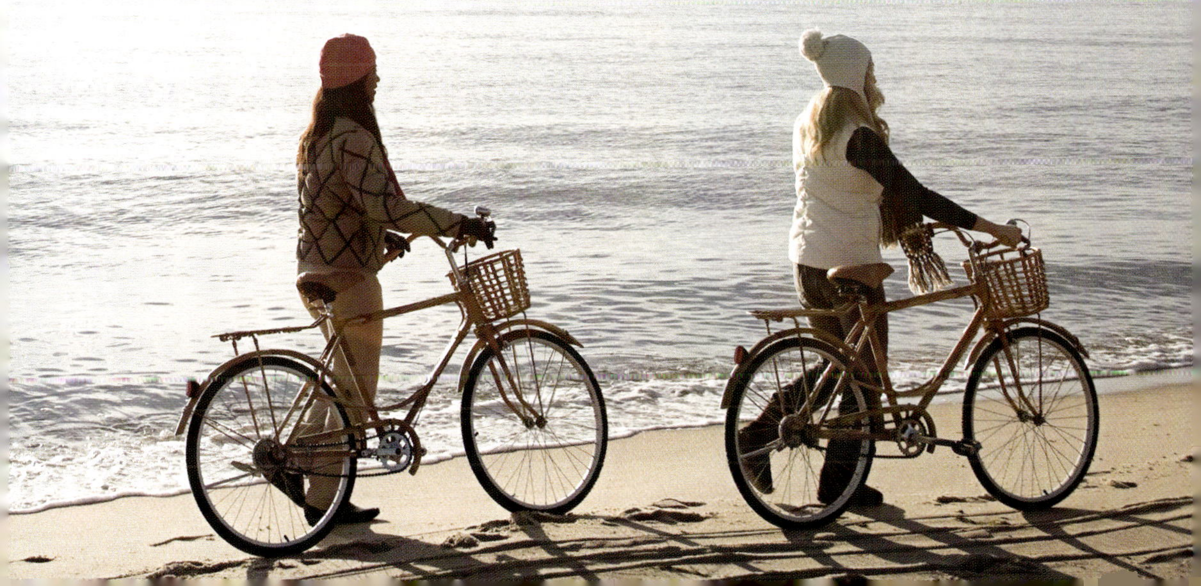

> **CUIDADO!**
>
> O exercício não costuma causar hipoglicemia (baixos níveis de glicose no sangue) em pessoas com diabetes tipo 2. No entanto, pessoas com diabetes tipo 1 não devem começar um programa de exercícios sem procurar orientação médica primeiro sobre como ajustar seus níveis de insulina e a ingestão de carboidratos. Monitore seus níveis de glicose antes e depois dos exercícios e certifique-se de ter acesso imediato a uma forma de carboidrato que seja absorvida rapidamente (como 55 ml de uma bebida à base de glicose) para o caso de você ficar com hipoglicemia. Se estiver em dúvida sobre a carga de exercícios que você suporta ou sobre como eles afetam sua diabetes, consulte seu médico.

notícia, no entanto, é que 30 minutos diários de caminhada acelerada são tão eficazes quando acumulados ao longo do dia quanto se forem feitos em uma sessão contínua.

Peso O exercício melhora a taxa metabólica em até dez vezes; então, você queima mais calorias até descansando. Pessoas que armazenam gordura em volta dos órgãos internos e da cintura – que se diz terem forma de "maçã" – têm um risco maior de desenvolver pressão alta e diabetes. Esse tipo de gordura, conhecida como gordura visceral, é prontamente reduzido pelo exercício. Seguir um regime controlado de corrida, remo ou ciclismo por 45 minutos, três vezes por semana, reduz o peso em cerca de 3% em um ano – mesmo que você não mude seus hábitos alimentares – com a maior parte dessa perda vindo da cintura e sem nenhum aumento da massa muscular.

Controle de glicose O exercício aumenta a quantidade de glicose levada para o interior das células musculares. A atividade física tem, portanto, um papel importante na prevenção da diabetes tipo 2, com o efeito protetor maior sendo visto nas pessoas com mais risco. Tanto o Estudo Finlandês de Prevenção da Diabetes quanto o Programa de Prevenção da Diabetes mostraram que pessoas com sobrepeso e com tolerância à glicose prejudicada podem reduzir as chances de progressão para a diabetes tipo 2 em 58% se fizerem mudanças em seu estilo de vida que incluam, pelo menos, 150 minutos semanais de atividade física (como ciclismo, esqui, nado e treino de resistência). Para aqueles que preferem atividades mais tranquilas, as menos intensas, como jardinagem e caminhada, também se mostraram benéficas, e aqueles que aumentaram a intensidade das caminhadas reduziram o risco de progredir para a diabetes tipo 2 quase pela metade em comparação com aqueles que continuaram no mesmo passo.

Uma ampla análise de dados de 14 testes também mostrou que exercícios regulares melhoram o controle da glicemia de pessoas que já desenvolveram diabetes tipo 2. Os efeitos benéficos do exercício na tolerância à glicose só duram cerca de três dias; então, a regularidade é necessária para mantê-los.

Ficar ativo ajuda você a ficar saudável!

Deixe sua rotina mais ativa

O exercício precisa ser feito quase diariamente para manter os benefícios agudos de curto prazo que traz para a pressão sanguínea, os níveis de gordura no sangue e a tolerância à glicose. A boa notícia, porém, é que a atividade não precisa ser vigorosa para trazer benefícios: uma caminhada rápida, de 30 a 60 minutos diários, na maioria dos dias da semana, está associada a reduções significativas nos riscos à saúde relacionados à idade (mesmo que você só consiga fazer 15 minutos por dia, é melhor que nada!).

Há várias outras maneiras de aumentar seu nível diário de atividade sem a sensação de estar malhando. Jardinagem, cuidar da casa, marcenaria ou andar até a loja – tudo faz diferença. Ou, para que os exercícios não pareçam uma obrigação, você pode pensar em seguir um hobby ativo, como dançar, jogar boliche ou até fazer artes marciais. Se você tiver um trabalho sedentário, mexa-se o máximo que puder durante o dia – dê uma volta na hora do almoço ou vá falar com um colega pessoalmente, por exemplo, em vez de telefonar ou mandar um e-mail da sua mesa. Faça o que puder para se manter ativo.

Aqui estão alguns hábitos úteis para tornar o exercício uma parte da sua rotina diária:
- Use as escadas para subir em vez de pegar o elevador.
- Desça do ônibus ou do metrô uma ou duas estações antes e ande depressa o restante do caminho.

PASSO A PASSO

Pesquisas mostram que andar 10 mil passos por dia pode melhorar significativamente nossa saúde. Por isso, prenda um pedômetro em suas roupas para contar o número de passos que você dá e faça o melhor para alcançar essa marca.

- Se estiver de carro, estacione um pouco mais longe do seu destino para que você ande um pouco (ou, melhor ainda, vá de bicicleta!).

UM PASSO ALÉM

Quando você estiver relativamente em forma, procure aumentar o ritmo. Faça exercícios pesados o bastante para que sua pulsação passe dos 100 batimentos por minuto, você comece a suar levemente e a respiração ficar um pouco mais ofegante – mas não o suficiente para não conseguir conversar. Somar um treino de resistência (que usa pesos) ao exercício aeróbico pode elevar a sensibilidade à insulina, reduzir a circunferência da cintura e aumentar a densidade muscular mais que uma quantidade similar apenas de exercício aeróbico. Compre pesos e outros equipamentos para se exercitar em casa ou passe a frequentar a academia para ter orientação profissional. Se você estiver em dúvida sobre o nível de exercício que você suporta, procure a orientação de um médico.

7 PENSE positivo

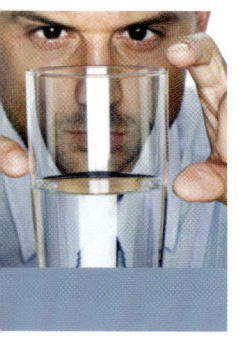

Uma perspectiva otimista do avanço da idade influencia a nossa longevidade. Por mais surpreendente que pareça, sorrir nas adversidades pode somar mais anos à sua vida que não fumar.

Todo mundo envelhece, mas a qualidade com que os anos passam depende da nossa positividade. Um estudo com 660 pessoas sugere que aquelas com percepções positivas do próprio envelhecimento e que veem esse processo de maneira otimista vivem, em média, sete anos e meio a mais que aqueles que detestam ficar mais velhos. E esse efeito permaneceu independentemente de outros fatores como idade, sexo, renda, solidão e estado geral de saúde.

Esse estudo comparou as taxas de mortalidade dos participantes às respostas dadas por eles a uma pesquisa 23 anos antes. Isso sugere que ajustar sua percepção do envelhecimento enquanto ainda é jovem tem um efeito significativo sobre sua expectativa de vida. Então, comece a desejar "aquelas" rugas – e você terá mais tempo para apreciá-las.

MAPEANDO O HUMOR

Pesquisadores da Cornell University dos EUA monitoraram 2,4 milhões de usuários do Twitter, a rede social da internet, em 84 países durante um período de dois anos, para medir as oscilações de humor pelo mundo. Eles descobriram que as pessoas costumam acordar de bom humor, mas ele logo se deteriora com o início do dia de trabalho. Durante a semana, nossos tuítes mais alegres aparecem no início da manhã e perto da meia-noite. Nos fins de semana, o pico "feliz" matinal ocorre duas horas depois – presumivelmente porque as pessoas dormem um pouco mais.

Onde há vontade...

O porquê, precisamente, de o otimismo promover a longevidade continua sendo desconhecido. Os pesquisadores acreditam que manter um pensamento positivo a respeito do envelhecimento tenha um impacto direto em nossa vontade de viver e nos faça manter a proatividade com relação à nossa saúde – por exemplo, seguir uma dieta saudável, fazer exercícios regulares e exames de saúde periódicos. E providenciar para que sigamos uma dieta e um estilo de vida saudáveis traz dividendos como:

- **manter uma pressão baixa** com a redução do sal e a ingestão diligente de medicamentos receitados pode acrescentar quatro anos à sua vida.

- **manter níveis baixos de colesterol** por meio de uma dieta saudável e da ingestão de estatinas religiosamente conforme o receitado pode adicionar mais quatro anos à sua vida.
- **ficar de olho na silhueta** e manter um peso saudável pode adicionar de um a três anos de vida.
- **fazer exercícios regulares** também pode adicionar de um a três anos à sua vida.

Uma atitude positiva também parece reduzir o estresse mental, melhorar a resistência e tem efeitos favoráveis sobre a imunidade e o funcionamento do cérebro.

Acredite em si mesmo

O pensamento positivo, autoconfiante, também contribui para uma vida mais longa e produtiva. Quem acredita que pode aprender com os próprios erros tem reações cerebrais diferentes daqueles que pensam que não vale a pena tentar de novo após um fracasso.

Em um experimento recente, psicólogos mediram as ondas cerebrais de voluntários que desempenhavam uma tarefa em que era fácil cometer um erro identificar a letra do meio em sequências como MMMMM ou MMNMM. Quando os participantes erravam, seu cérebro mostrava uma resposta inicial de "Que droga!" assim que eles se davam conta, seguida milissegundos depois por uma segunda resposta que mostrava se eles estavam propensos a corrigir o erro. Aqueles que acreditavam que podiam aprender com o erro tinham uma segunda resposta mais forte e passaram a prestar mais atenção e a se sair melhor que aqueles que acreditavam que a inteligência é fixa e que não vale tanto a pena tentar mudar as coisas. Essa autoconfiança é associada à sabedoria da idade e a uma visão mais feliz e positiva do processo de envelhecimento.

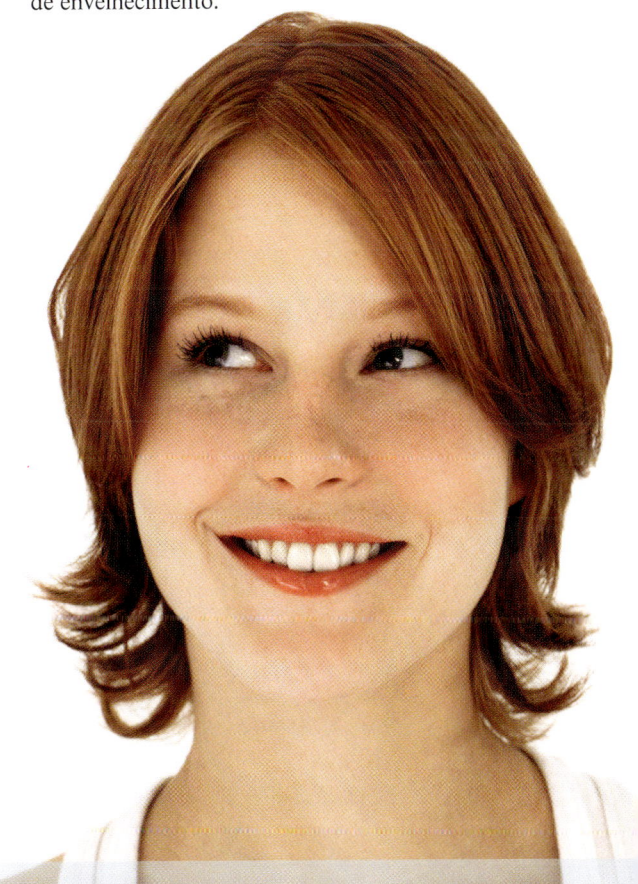

Sorrir nas adversidades pode acrescentar anos à sua vida.

Ria alto

A risada também tem um efeito benéfico, pois o humor é tão bom para você quanto uma dieta saudável e exercícios aeróbicos – especialmente se você tiver propensão a desenvolver doenças cardíacas.

Quando você dá uma boa risada, seus vasos sanguíneos se dilatam, fornecendo mais sangue rico em oxigênio aos seus músculos cardíacos. Por outro lado, quando você está estressado, suas artérias coronárias se contraem. Como os cientistas descobriram isso? Mostrando a voluntários trechos da comédia *Quem vai ficar com Mary?* ou cenas tensas do drama de guerra *O resgate do soldado Ryan*. O diâmetro dos vasos variava de 30 a 50%, dependendo de quais vídeos eram mostrados – e a volta ao estado normal ocorria em minutos.

Monitorando suas emoções

Mantenha um registro de humor por alguns dias para medir seu próprio bem-estar emocional usando o sistema de pontuação delineado aqui. Se suas emoções positivas perderem para as negativas, procure mais razões para sorrir, dar risada, se sentir feliz e aproveitar buscas interessantes. Ouça os outros e trate-os com respeito para que eles também façam o mesmo por você.

Se você reconhecer que uma emoção negativa em particular, como estresse, raiva, tristeza ou preocupação, domina seus pensamentos, pode ser uma boa ideia fazer terapia.

Some 1 ponto a cada vez no dia em que você:
- sorrir ou der risada
- for tratado com respeito
- sentir prazer
- sentir-se feliz
- aprender ou fazer algo interessante

Subtraia 1 ponto a cada vez em que você sentir:
- preocupação
- tristeza
- raiva
- estresse
- depressão

Meditação

A meditação é uma técnica de relaxamento que promove afirmações positivas e nos ajuda a nos distanciar de pensamentos negativos. Novas descobertas revelam que pessoas que meditam regularmente têm mais massa cinzenta em certas partes do cérebro que as outras. As conexões de massa branca entre essas regiões também são mais fortes, e os sinais elétricos são processados mais rapidamente. Por isso, o cérebro das pessoas que meditam é mais capaz de resistir ao encolhimento natural que vem com a idade.

Isso pode indicar que a meditação ajude a desacelerar o processo de envelhecimento do cérebro, mas também é possível que pessoas que herdam essas características cerebrais sejam naturalmente mais atraídas para a meditação. No entanto, se houver a mínima chance de que ela dê uma força ao cérebro, vale a pena se reacostumar com seu tapete de ioga.

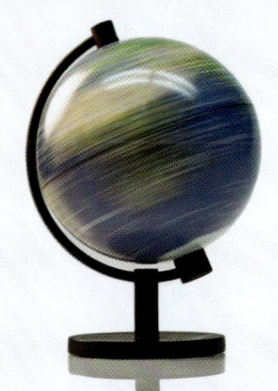

Banco de Dados da Felicidade Mundial

Seu local de residência pode fazer diferença? A universidade Erasmus, de Roterdã, desenvolveu o Banco de Dados da Felicidade Mundial com base em pesquisas científicas sobre "a apreciação subjetiva da vida" em quase 100 países. Os mais felizes, de acordo com quantos nativos apreciam a vida de forma geral, em uma escala de 0 a 10, são os seguintes (*veja* tabela abaixo à esquerda; estatísticas baseadas em dados de 2009).

Apesar de isso não se traduzir necessariamente em felicidade, há uma sobreposição significativa com as populações com as maiores expectativas de vida (*veja* os países destacados), calculadas em um estudo recente publicado no periódico *The Lancet*, para sugerir que nossos níveis de felicidade podem aumentar nossa expectativa de vida. Tanto os homens quanto as mulheres que vivem na Islândia, na Suécia, na Suíça e na Austrália estão entre os mais felizes e mais longevos do mundo.

	PAÍS	PONTUAÇÃO DE 0 A 10
1	COSTA RICA	8,5
2	DINAMARCA	8,3
3	ISLÂNDIA	8,2
4	SUÍÇA	8,0
4	CANADÁ	8,0
6	FINLÂNDIA	7,9
6	MÉXICO	7,9
6	NORUEGA	7,9
9	SUÉCIA	7,8
9	PANAMÁ	7,8
11	AUSTRÁLIA	7,7
11	ÁUSTRIA	7,7
11	COLOMBIA	7,7
11	LUXEMBURGO	7,7
15	REPÚBLICA DOMINICANA	7,6
15	PAÍSES BAIXOS	7,6
15	IRLANDA	7,6

	MAIOR EXPECTATIVA DE VIDA	
	HOMENS	MULHERES
1	ISLÂNDIA	CHIPRE
2	SUÉCIA	COREIA DO SUL
3	MALTA	JAPÃO
4	PAÍSES BAIXOS	GRÉCIA
5	SUÍÇA	ITÁLIA
6	AUSTRÁLIA	ESPANHA
7	NORUEGA	SUÍÇA
8	ITÁLIA	AUSTRÁLIA
9	QATAR	SUÉCIA
10	ISRAEL	ISLÂNDIA

COMO FUNCIONA

A meditação envolve focar a mente para controlar sintomas físicos e emocionais e alcançar um estado de calma e de percepção aguçada. Pessoas mais experientes na meditação podem entrar rapidamente em um estado parecido com um transe, em que o cérebro gera ondas teta especiais associadas a criatividade, visões e relaxamento profundo. Pessoas que meditam têm níveis mais altos de melatonina, o hormônio natural que melhora o sono, motivo por que a meditação aumenta a qualidade do sono. Ela também reduz a percepção de dor em pessoas com fibromialgia.

- **A meditação de atenção plena** é uma das formas mais populares que incentiva as pessoas a focar no momento presente. Você presta bastante atenção a atividades cotidianas, como cozinhar ou andar, concentrando-se em sensações, texturas, cores, cheiros e sons envolvidos. Isso evita que sua mente divague e acabe parando em pensamentos potencialmente negativos. A meditação tem sido usada para reduzir o estresse e a pressão sanguínea, melhorar o humor e reduzir a dor. Também tem efeitos benéficos sobre a imunidade.

Em um estudo, 25 pessoas foram vacinadas contra a gripe após um curso de oito semanas de meditação de atenção plena e tiveram seus resultados comparados com um grupo que não havia meditado. Os pesquisadores encontraram aumentos significativos nas respostas dos anticorpos à vacina; as ondas cerebrais durante a meditação mostraram uma ativação benéfica na frente do lado esquerdo do cérebro, e o tamanho dessa ativação estava ligado à resposta dos anticorpos. Isso sugere que um pequeno programa de meditação de atenção plena produz efeitos benéficos tanto no cérebro quanto na função imunológica, especialmente valiosa à medida que você envelhece.

- **Meditação Transcendental** (MT) é indicada para quem prefere uma abordagem mais estruturada e é praticada em duas sessões diárias de 20 minutos. A MT usa a repetição silenciosa de mantras em sânscrito (palavras

---

EXERCÍCIO: PERCEPÇÃO DA RESPIRAÇÃO

Esse exercício torna possível que você se dê conta de que está respirando e perceba como se sente enquanto respira.

- Sente-se confortavelmente e feche os olhos.
- Respire fundo lentamente algumas vezes.
- Quando expirar, solte-se e relaxe à medida que foca no momento presente.
- Então, deixe sua respiração voltar ao normal e "observe" como cada respiração vem.

Encontre um lugar dentro do seu corpo onde você sinta a sensação de respirar mais claramente e deixe sua atenção repousar ali enquanto respira normalmente. Quando sua mente divagar, relaxe e deixe-a sentir novamente a sensação de respirar. Quando se sentir pronto, abra os olhos, dê uma espreguiçada e aproveite a sensação de calma que flui por você.

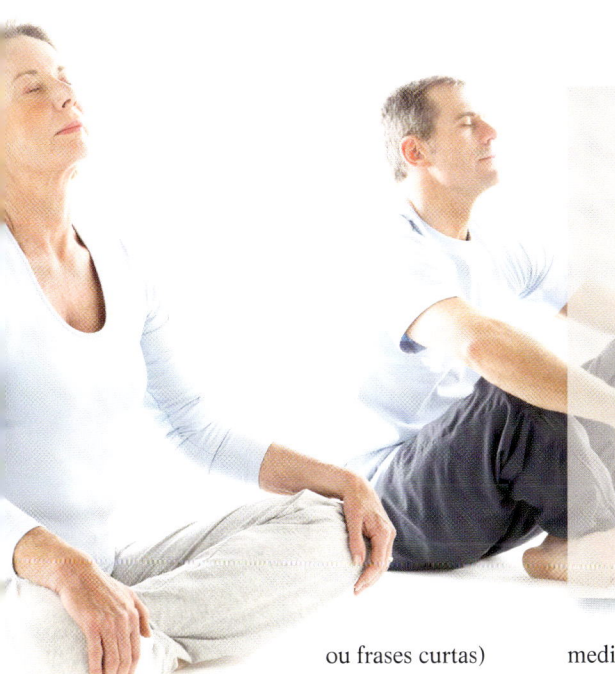

AUMENTE SEUS NÍVEIS DE DHEA

Pessoas que meditam duas vezes por dia têm níveis mais altos do hormônio sexual DHEA que as outras. Os níveis de DHEA diminuem com a idade e acredita-se que isso contribua com o aumento no risco de vários males relacionados à idade, como diabetes, obesidade, níveis elevados de colesterol, doenças cardíacas, artrite e doenças autoimunes. Por isso, aumentar seus níveis de DHEA pode contribuir para a longevidade.

ou frases curtas) para acalmar os pensamentos e o corpo, levando você a alcançar um estado de atenção repousada. A meditação relaxante é uma variante ocidental que usa os princípios da MT sem o contexto espiritual oriental. Os exercícios de relaxamento são combinados com frases ocidentais – em vez dos mantras sânscritos, você escolhe palavras que estejam enraizadas em seu próprio sistema de crenças, como "calma" ou "paz".

EFEITO SOBRE A LONGEVIDADE

Acredita-se que mudanças induzidas pela meditação no estado da consciência possam estender a vida e reverter o declínio causado pela idade. Para testar isso, 73 idosos que viviam em oito asilos (com uma idade média de 81 anos) foram aleatoriamente selecionados para não receber tratamento ou para um dos três programas que ensinavam MT, meditação de atenção plena ou relaxamento. Os resultados mostraram que melhoras na flexibilidade cognitiva, no aprendizado, na fluência das palavras, na saúde mental, na pressão sanguínea sistólica e na flexibilidade comportamental foram maiores naqueles que aprenderam MT e meditação de atenção plena.

Após três anos, 100% dos praticantes de MT e 87,5% dos que praticaram meditação de atenção plena ainda estavam vivos, contra 63% dos demais. Isso sugere que a meditação tem efeitos positivos contra o processo de envelhecimento e pode evitar ou até reverter o declínio nas funções que tende a ocorrer nos idosos – mesmo quando ela for iniciada mais tarde. Os grupos que fizeram meditação também se mostraram mais dispostos a lidar com a idade e se sentiram menos velhos e menos impacientes que antes – o que nos traz de volta ao poder do pensamento positivo com relação ao processo de envelhecimento.

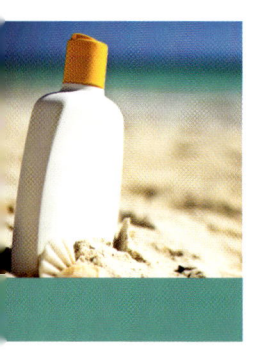

8 TOME UM POUCO DE sol

O protetor solar é importante para proteger contra o câncer de pele e os efeitos envelhecedores do sol, mas ele também reduz a produção de vitamina D na pele. Então, é preciso tomar alguns cuidados para garantir que você consuma o bastante dessa vitamina essencial.

Nossa pele é uma das primeiras partes do nosso corpo a mostrar sinais visíveis de envelhecimento. A principal causa externa das linhas e das rugas é a exposição ao sol; tanto os raios UVA quanto os UVB são responsáveis. A maior parte dos raios UVB é absorvida na camada mais externa da pele, enquanto os UVA penetram mais profundamente para danificar tanto a derme quanto a epiderme. Como os raios UVA podem passar pelo vidro, você está exposto mesmo quando está dentro do carro, por exemplo, ou se senta próximo à janela do escritório.

Quando a luz ultravioleta atinge a pele, ela gera radicais livres que desencadeiam uma reação inflamatória conhecida como heliodermatite. Essa luz danifica as estruturas da pele e interfere na divisão celular normal, aumentando o risco de câncer. Enzimas liberadas durante esse processo também danificam as fibras de elastina e colágeno que dão suporte estrutural. Além disso, substâncias naturais da pele que atraem e armazenam água desaparecem lentamente. O resultado final? A pele perde resistência e elasticidade e cria rugas.

Exposição correta ao sol

Produzimos a necessária vitamina D_3 quando a luz ultravioleta interage com uma substância da pele parecida com o colesterol... Mas também precisamos passar protetor solar para nos proteger contra os efeitos da radiação UV. Para balancearmos a produção adequada de vitamina D contra o risco de câncer de pele associado à exposição excessiva ao sol, o melhor conselho é ficarmos de 10 a 15 minutos expostos ao sol – sem filtro solar – no rosto, nas mãos, nos braços ou nas costas, duas a

VOCÊ SABIA?

Estudos feitos pela Academia Americana de Dermatologia revelam que, quando você tem 18 anos, já recebeu metade dos danos provenientes do sol da vida toda – boa parte disso brincando na rua ou no quintal quando criança.

três vezes por semana. Exposições mais longas não trazem outros benefícios, já que a vitamina D é rapidamente degradada pelo excesso de radiação UV.

Para períodos mais longos, quando qualquer parte de sua pele ficará exposta ao sol por mais de 20 minutos, use filtro solar. Aplique sem moderação (a maioria de nós não usa o bastante – são necessários 25 g para cobrir adequadamente todo o corpo adulto) de 15 a 30 minutos antes da exposição. E, a menos que as instruções deem outra orientação, reaplique a cada duas ou três horas e depois de nadar.

PROTEÇÃO SOLAR

Os protetores solares são classificados de acordo com seu fator de proteção solar (FPS), que mostra sua eficiência para filtrar os raios UVB. Escolha um produto com, pelo menos, FPS 15 (que absorve 93% dos raios UVB) ou, de preferência, maior. Para as crianças, é recomendável um bloqueador solar ou um FPS 30 ou 40. Para proteção total, escolha produtos que bloqueiem também os raios UVA.

Quando usado nas quantidades recomendadas, o protetor solar com um fator de proteção 8 (FPS 8) reduz em 95% a produção de vitamina D na pele, enquanto o FPS 15 diminui a produção em 99%. O bronzeamento com o uso de protetor, no entanto, sugere que, apesar de você não ter sofrido uma queimadura, chegou radiação UVB suficiente à sua pele para estimular a

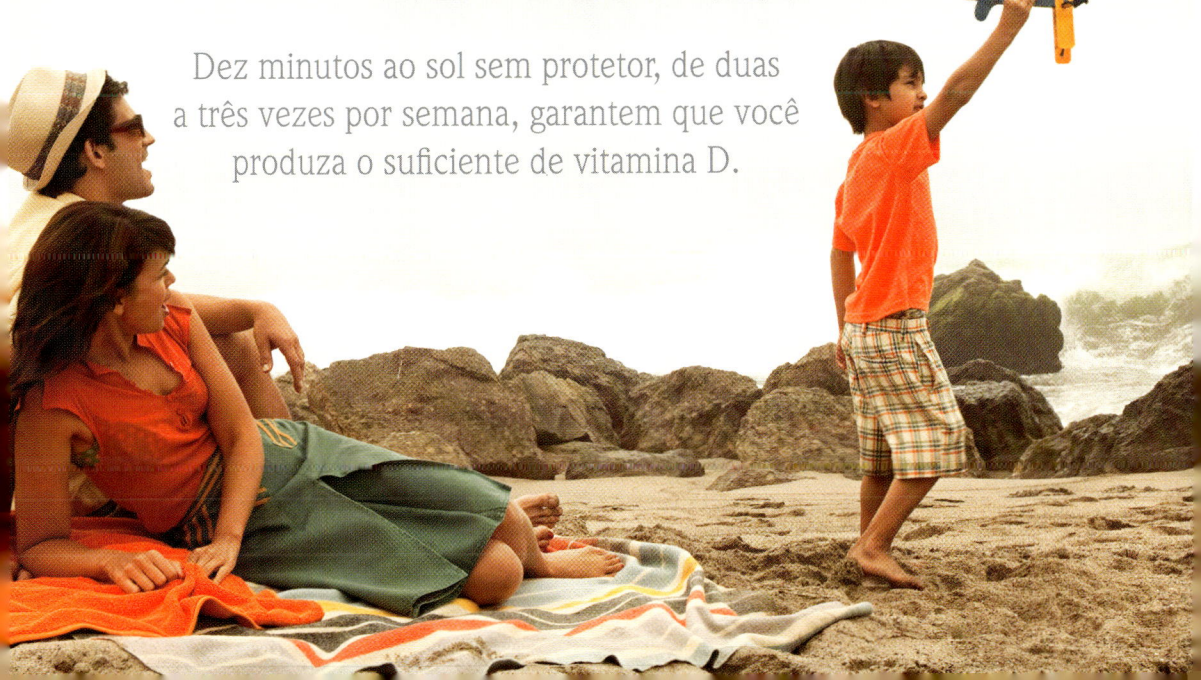

CUIDADO!
Tome um cuidado a mais quando o índice UV estiver mais alto, já que a pele desprotegida queima rapidamente. Os níveis tendem a ser mais altos no hemisfério sul, o que aumenta o risco de danos à pele.

Dez minutos ao sol sem protetor, de duas a três vezes por semana, garantem que você produza o suficiente de vitamina D.

> **PROTEÇÃO DIÁRIA**
>
> Proteger sua pele durante o ano todo trará benefícios no longo prazo. Tente usar produtos de cuidado com a pele (como cremes faciais e maquiagem) que tenham, pelo menos, FPS 16 no verão e FPS 8 no inverno.

produção de melanina (um protetor solar natural produzido em resposta aos danos causados pela radiação UV) e alguma vitamina D.

Por que precisamos de vitamina D

Sabe-se, há bastante tempo, que a vitamina D aumenta a absorção de cálcio e de fósforo no intestino, mas os cientistas estão descobrindo agora diversas outras funções que ela desempenha no combate a várias doenças comuns que se agravam com a idade.

Osteoporose A vitamina D é importante para o depósito de cálcio nos ossos e para a manutenção da densidade óssea. Uma grande análise de estudos com mais de 42 mil adultos descobriu que a ingestão de suplementos de mais de 10 mcg (400 UI) de vitamina D por dia pode reduzir as fraturas de ossos não vertebrais em, pelo menos, 20% para pessoas de 65 anos ou mais.

Osteoartrose Alguns estudos encontraram um aumento de três a quatro vezes no risco da progressão da osteoartrose em pessoas com baixo consumo de vitamina D comparadas com pessoas que obtinham altas quantidades. Um estudo com 82 mulheres e 35 homens que sofreram artroplastia (cirurgia de substituição) do quadril ou do joelho descobriu que 85% dessas pessoas apresentavam uma deficiência de vitamina D, contra 15% da população geral.

Câncer A vitamina D liga-se aos receptores das células para regular a atividade dos genes e reduzir o crescimento anormal das células. Ela reduz o crescimento e a divisão das células cancerosas em mais de 25 mil estudos em laboratório e pode ajudar a proteger contra certos tipos de câncer, particularmente aqueles que afetam próstata, colo e reto.

Doenças cardíacas A vitamina D está envolvida no metabolismo do cálcio e pode ajudar a reduzir a quantidade de cálcio depositada nas paredes das artérias como parte do processo de endurecimento e espessamento. Ela também tem efeito positivo no controle da pressão sanguínea. Estudos revelam que pessoas com níveis mais baixos de vitamina D são 30% mais propensas a ter pressão alta e têm 98% mais chances de ter diabetes tipo 2, que é outro fator de risco para doenças cardíacas. Em geral, pessoas com baixos níveis de vitamina D têm duas vezes mais chances de passar por um ataque cardíaco ou derrame em um período de cinco anos que aquelas com níveis maiores – mesmo quando ajustados outros fatores de risco como obesidade e fumo.

Imunidade A vitamina D melhora a função imunológica para proteger contra infecções. Por exemplo, pesquisa envolvendo mais de 19 mil adultos e adolescentes descobriu que aqueles com os níveis mais baixos de vitamina D têm chances 40% maiores de pegar um resfriado comum. Eles também parecem ter um risco maior de desenvolver asma e de dar entrada no hospital com um ataque de asma.

Saúde do cérebro Os cientistas descobriram recentemente que os receptores de vitamina D são bem-distribuídos pelo cérebro e parecem estar diretamente envolvidos no aprendizado, na memória e no humor. A vitamina D pode, portanto, ter uma função protetora contra a demência, o mal de Parkinson e a esclerose múltipla.

FAÇA O POSSÍVEL PARA INGERIR O BASTANTE

O lugar onde você mora faz diferença. Nossa pele só produz vitamina D quando o índice UV é maior que 3. Então, há uma grande variação sazonal e regional nas quantidades produzidas pelas pessoas de diferentes países. Por exemplo, quem vive em uma latitude de 52° norte (que passa pelo centro do Reino Unido e pelo Canadá) não tem uma exposição suficiente à radiação UVB para fabricar vitamina D entre os meses de outubro e abril, enquanto aqueles que estão a 42° norte (o limite norte da Espanha e parte da fronteira entre o Canadá e os EUA) são incapazes de sintetizá-la entre novembro e fevereiro.

SUPLEMENTOS DE VITAMINA D

Alguns especialistas sugerem que, durante a falta de exposição à luz do sol, um consumo diário mínimo de 20 mcg (800 UI) é necessário para manter níveis saudáveis de vitamina D no sangue durante os meses de inverno. Outros argumentam que o consumo de 40 mcg (1600 UI) por dia é necessário, independentemente da exposição ao sol. Procure por suplementos que contenham vitamina D_3, que parece ser de 20 a 40% mais eficaz na manutenção dos níveis de vitamina D que a variedade D_2.

Uma meta-análise de dados de 18 testes clínicos, com mais de 57 mil pessoas, descobriu que aqueles que tomavam suplementos de vitamina D diariamente, com uma dose média de cerca de 13 mcg (528 UI), tinham 7% menos chances de morrer de qualquer causa médica durante o período de acompanhamento de quase seis anos.

Os pesquisadores descobriram que – com exceção da Noruega, onde o consumo de peixes ricos em vitamina D é alto – a maioria dos europeus tem baixos índices de vitamina D durante o inverno. Eles também são baixos naqueles que costumam usar roupas que cobrem a maior parte da pele ou que passam a maior parte do tempo dentro de casa.

À medida que envelhecemos, nossa capacidade de produzir vitamina D diminui; ao mesmo tempo, há evidências que sugerem que nossa necessidade de vitamina D aumenta. É importante, portanto, selecionar alimentos que sejam enriquecidos com vitamina D ou tomar um suplemento contendo a substância (*veja* acima).

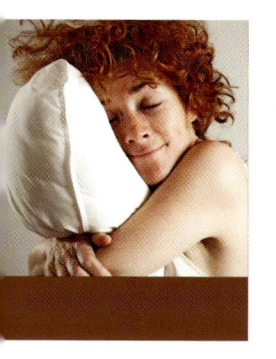

9 TENHA UMA BOA noite de sono

O sono é o momento em que o corpo faz seus reparos. Assim, dormir na medida certa reduz a pressão sanguínea e os riscos de doenças cardíacas, além de melhorar a imunidade e combater a depressão.

O sono é uma forma de inconsciência natural em que algumas partes do cérebro se desligam, mas outras ficam mais ativas. É um momento de relaxamento profundo, que é tão essencial para o nosso bem-estar físico e mental que passamos um terço da vida na cama. Enquanto você dorme:
- seu cérebro processa informações, memórias e experiências.
- seus músculos e articulações se recuperam do uso constante ao longo do dia.
- você produz quantidades cada vez maiores de hormônios do crescimento.
- as proteínas em todas as partes do seu corpo são repostas mais rápido do que se você estivesse acordado.
- sua produção de células epiteliais, células vermelhas do sangue e células imunológicas aumenta.

Tipos de sono

Há dois tipos principais de sono:
- **Movimento Rápido dos Olhos** (REM), em que seus olhos se movem constantemente.
- **Sono profundo,** em que seus olhos ficam relativamente parados.

O sono profundo tem quatro estágios. Quando você cai no sono, passa rapidamente pelos estágios 1 e 2, antes de passar de 70 a 100 minutos nos estágios mais profundos, 3 e 4. A partir daí, o sono volta a ficar mais leve e um período de cerca de 10 minutos de REM se segue. O ciclo se repete de quatro a seis vezes ao longo da noite, mas, à medida que a manhã se aproxima, uma quantidade de tempo cada vez maior – até uma hora – é gasta no sono REM.

Conforme você envelhece, gasta naturalmente menos tempo no quarto estágio do sono profundo. Perto dos 70

VOCÊ SABIA?

Apesar de o álcool ajudar a dormir, é provável que você acorde e tenha uma noite agitada quando seu efeito passar. Tente leite morno!

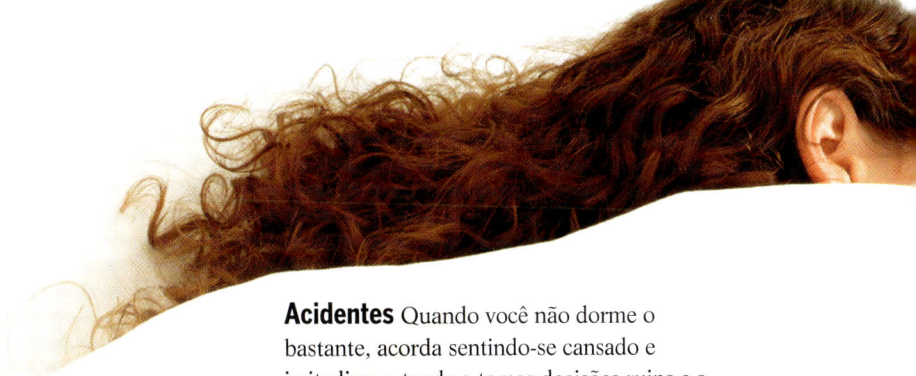

anos, muitas pessoas não conseguem chegar ao estágio 4.

A quantidade certa

Conseguir a quantidade certa de sono parece ser importante para a saúde no longo prazo. Estudos associaram de modo consistente 7 a 8 horas de sono por dia aos mais baixos riscos de doenças crônicas e mortalidade na idade adulta.

Pesquisadores que acompanharam 21 mil pares de gêmeos por mais de 22 anos, por exemplo, descobriram que aqueles que dormiam de 7 a 8 horas por noite viviam mais que os que costumavam dormir por períodos mais curtos ou mais longos. E um estudo recente envolvendo 1.700 adultos também descobriu que homens que costumavam dormir por menos de 6 horas tinham o quádruplo de chances de morrer durante os 14 anos de duração do estudo que aqueles que dormiam mais, mesmo após levar em conta outros fatores, como pressão sanguínea e diabetes. No entanto, os pesquisadores não encontraram relação entre o risco de mortalidade e a insônia ou duração reduzida do sono em mulheres nesse estudo.

Acidentes Quando você não dorme o bastante, acorda sentindo-se cansado e irritadiço, e tende a tomar decisões ruins e a se sair mal durante o dia. As chances de você cometer erros são maiores e há duas vezes mais chances de envolvimento em um acidente fatal – na estrada, no trabalho ou em casa.

Doenças do coração O cansaço parece aumentar o risco de se desenvolver pressão alta. Em comparação com pessoas de hábitos normais de sono, quem dorme menos de 5 horas é cinco vezes mais propenso a desenvolver hipertensão, enquanto quem tem de 5 a 6 horas de sono é três vezes e meia mais propenso a ter pressão alta. Observa-se esse efeito em qualquer idade, o que significa que adolescentes que dormem menos de 6 ½ horas por noite têm duas vezes e meia mais chances de ter pressão alta que os que dormem mais.

Depressão A falta de sono afeta as funções do cérebro: pessoas com insônia tendem a relatar níveis maiores de estresse, ansiedade e depressão que aquelas que dormem bem à noite regularmente. Se os problemas do sono forem severos, eles podem levar a um comportamento suicida.

Imunidade Pessoas expostas ao vírus da gripe comum têm três vezes mais chances de desenvolver sintomas se dormirem menos de 7 horas por noite do que se dormirem por 8 horas ou mais.

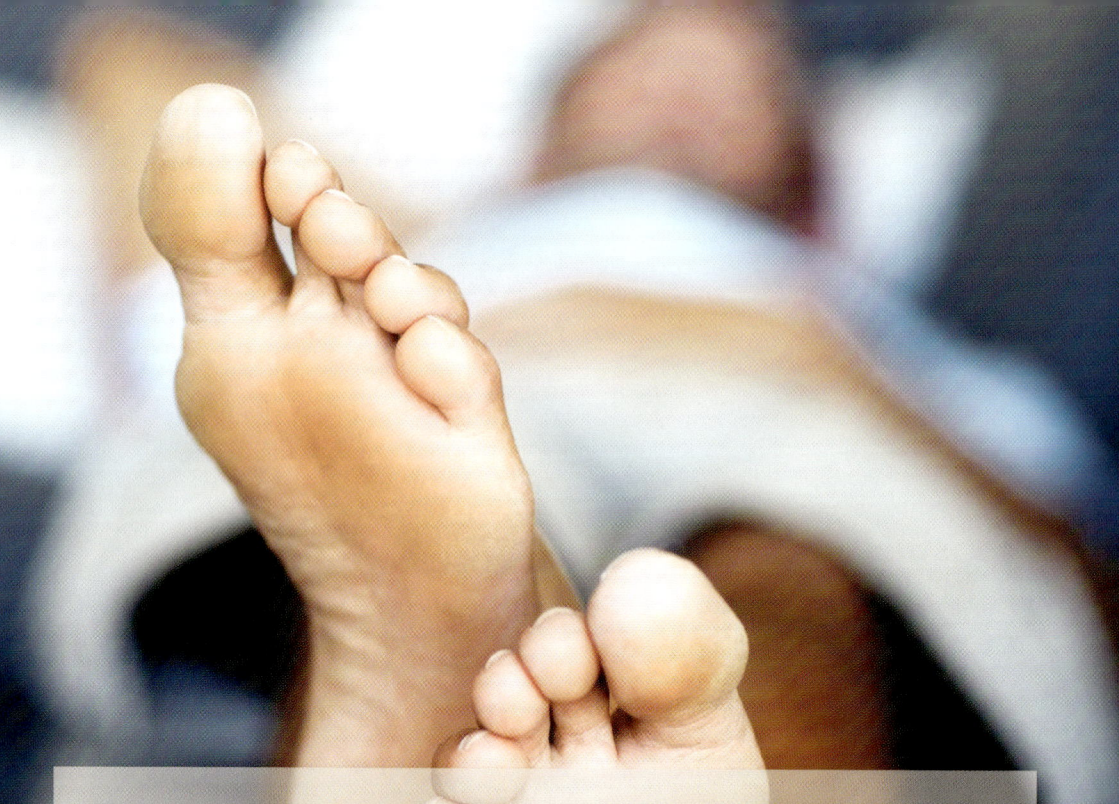

Dicas para uma boa noite de sono

- **Evite sonecas durante o dia,** que reduzem sua necessidade de dormir à noite.
- **Evite abusar** de substâncias que interferem no sono, como cafeína, nicotina e álcool, e refeições grandes ou pesadas – especialmente à noite.
- **Exercite-se regularmente,** mas evite exercícios pesados ao final da noite.
- **Tire um tempo para relaxar** dos estresses do dia antes de ir para a cama; leia um livro, ouça uma música relaxante ou tome um banho à luz de velas.
- **Não leve as preocupações para a cama com você.** Se algo o está preocupando, anote e prometa a si mesmo que vai resolver pela manhã.
- **Aprenda a associar o quarto a dormir** – não o use para estudar, comer, trabalhar ou ver TV.
- **Mantenha uma rotina de sono regular** indo para a cama e acordando todos os dias nos mesmos horários.
- **Certifique-se de que seu quarto é escuro e silencioso,** e que a temperatura e a umidade estão confortáveis.
- **Cheire óleo de lavanda** em razão de seus efeitos soníferos.

Apneia obstrutiva do sono (SAOS)

Pessoas que sofrem dessa síndrome comum associada ao sono param, literalmente, de respirar enquanto dormem por entre 10 e 30 segundos a cada ocorrência. Isso se dá quando parte das vias aéreas superiores entope, bloqueando o fluxo de oxigênio para os pulmões e a expulsão de dióxido de carbono. A causa mais comum é o relaxamento excessivo dos músculos da garganta, o que possibilita que as vias aéreas cedam ou que a língua caia para trás. É especialmente comum em pessoas acima do peso com gordura em volta do pescoço. Glândulas dilatadas (amígdalas, adenoide ou tireoide) também podem contribuir.

O bloqueio das vias aéreas costuma causar roncos altos, seguidos – quando ocorre uma obstrução completa – por uma cessação da respiração. A incapacidade de respirar causa um acúmulo de dióxido de carbono no sangue, o que ativa um mecanismo de sobrevivência no cérebro para reiniciar o processo respiratório. Quando a passagem é desobstruída, há um engasgo e a pessoa pode acordar brevemente. Esses episódios levam a uma sonolência significativa durante o dia se durar mais de 10 segundos por ocorrência e se ocorrer mais de dez vezes por noite.

A severidade da SAOS é classificada de acordo com o número de vezes por noite em que você para de respirar ou passa por uma redução significativa no fluxo de ar. Pesquisas sugerem que pessoas com SAOS de moderada a severa, com 15 ou mais episódios por hora, têm um risco de mortalidade (de qualquer causa) até seis vezes maior do que quem não tem a síndrome – então, o tratamento é interessante para sua saúde no longo prazo.

SUPERANDO A SAOS

Se você sofre de SAOS, aqui estão algumas dicas para ajudar a vencê-la:
- perca o excesso de peso.
- pare de fumar.
- exercite-se regularmente.
- use aparelhos e sprays antirronco.
- levante a cabeceira da cama em 10 cm para ajudar a evitar que sua língua caia para trás.
- tente usar aparelhos dentais à noite para que a língua não caia ou para levantar o palato mole, mantendo a passagem de ar aberta.
- pressão positiva sobre as vias aéreas (CPAP na sigla em inglês) exercida à noite por meio de uma máscara também pode ajudar a manter a passagem de ar aberta.
- em alguns países, o fármaco estimulante modafinil é indicado para tratar a sonolência excessiva em pessoas com SAOS.

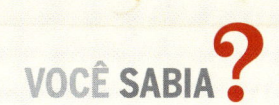

> **VOCÊ SABIA?**
> **Tocar didgeridoo** (instrumento de sopro) melhora o ronco e a apneia do sono, porque fortalece os músculos da garganta nas vias aéreas superiores.

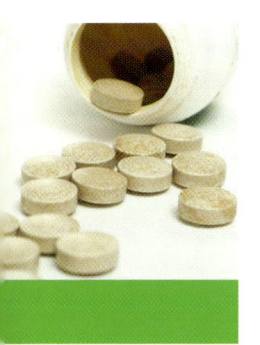

10 CONSIDERE TOMAR suplementos

Apesar de você poder envelhecer bem por conta própria, certos suplementos oferecem benefícios contra o envelhecimento que podem vir a retardar o processo caso você decida contar com uma ajudinha...

Há uma variedade tão grande de suplementos disponíveis hoje que pode ser difícil saber por onde começar. Aqui estão alguns dos suplementos antienvelhecimento mais benéficos à disposição, com as doses diárias recomendadas listadas para cada um deles. Escolha os que se adequarem mais às suas necessidades ou tente a combinação sugerida na página 53 se ainda estiver em dúvida sobre para onde ir.

• **Suplementos multivitamínicos e multiminerais** protegem contra deficiências nutricionais que têm efeitos adversos sobre o metabolismo (vitaminas do complexo B, por exemplo) e sobre a função imunológica (como a vitamina D). Apesar de a alimentação dever vir sempre antes, vários estudos descobriram que pessoas que tomam suplementos multivitamínicos e multiminerais têm menos chances de desenvolver sintomas da gripe que as demais – e isso vale especialmente para os mais velhos. Um estudo descobriu que quem toma um suplemento multivitamínico durante um ano fica metade do tempo doente em relação àquela que não toma.

Uma revisão científica de mais de 150 testes clínicos, publicada pela Associação Médica Americana, mostrou que as deficiências de nutrientes são um fator importante de risco para doenças cardíacas, derrames, alguns tipos de câncer, osteoporose e outros grandes males relacionados à idade. Os autores chegaram a afirmar que "parece prudente para todos os adultos tomar suplementos vitamínicos".

Dose diária: Escolha um direcionado para sua faixa etária (por exemplo, 50+, 70+) ou que forneça 100% da dose diária recomendada para obter tantas vitaminas e minerais quanto possível.

CUIDADO!
Se você estiver grávida, tomar medicamentos de uso contínuo ou tiver qualquer preocupação sobre o uso de suplementos, procure seu médico primeiro.

UMA DOSE SAUDÁVEL DE VITAMINA D

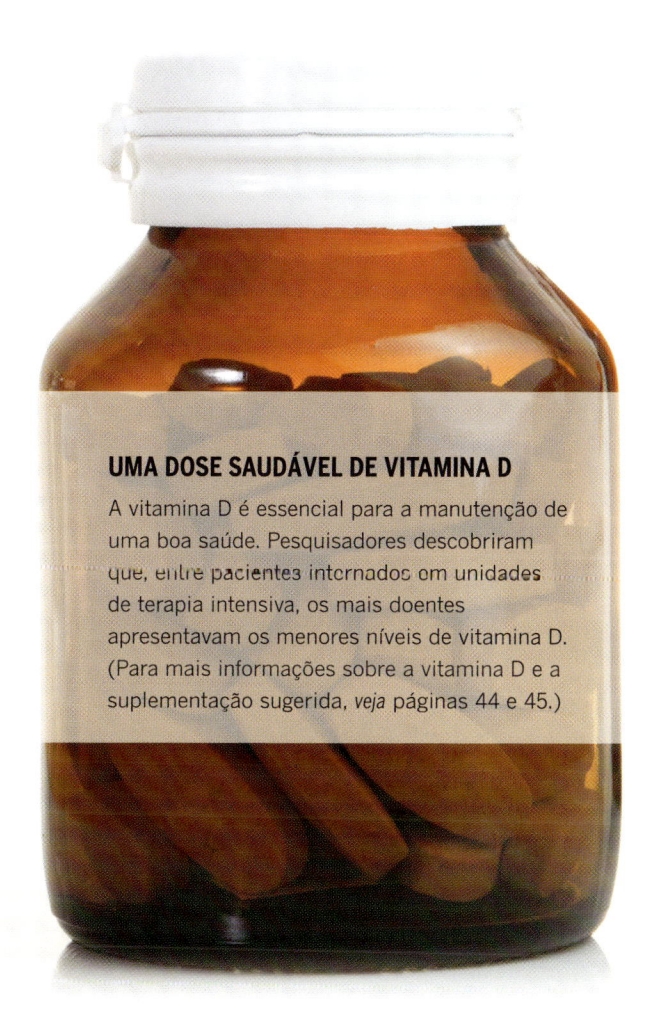

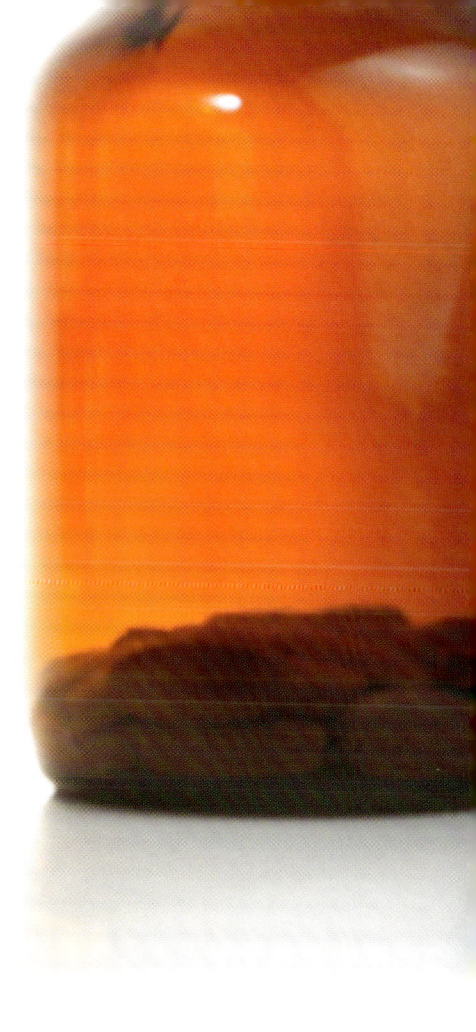

A vitamina D é essencial para a manutenção de uma boa saúde. Pesquisadores descobriram que, entre pacientes internados em unidades de terapia intensiva, os mais doentes apresentavam os menores níveis de vitamina D. (Para mais informações sobre a vitamina D e a suplementação sugerida, *veja* páginas 44 e 45.)

• **Antioxidantes** reduzem o número de reações de oxidação a que suas células são expostas. Pesquisadores do Centro de Pesquisas Nutricionais Humanas sobre o Envelhecimento da Tufts University, de Massachusetts, calculam que precisamos de 3.000 a 5.000 unidades ORAC por dia para obter bons níveis antioxidantes nos tecidos. Em média, o consumo de três porções de frutas e vegetais por dia rende apenas 1.200 unidades ORAC, deixando um déficit entre 1.800 e 3.800 diariamente. Essa insuficiência pode ser compensada com suplementos antioxidantes:

Vitamina C: O homem é um dos poucos animais incapazes de sintetizar o próprio estoque. Por isso, alguns cientistas dizem que esse acidente genético faz com que todos nós

soframos de uma doença hereditária, a hipoascorbemia, que aumenta nosso risco de infecções virais, níveis mais altos de colesterol, doenças coronarianas e câncer, além de reduzir nossa capacidade de lidar com os efeitos do estresse.
Dose diária: 250 a 1.000 mg.

Vitamina E: Um estudo com mais de 11 mil pessoas descobriu que quem tomava suplementos de vitamina E tinha risco um terço menor de morrer, em qualquer idade, que os demais. Uma revisão de mais de uma dúzia de estudos com centenários também mostrou que quem chega aos 100 anos tem níveis excepcionalmente altos de vitamina E no sangue em comparação com adultos jovens. Sempre combine com outros antioxidantes (especialmente vitamina C), que a regeneram e prolongam seus efeitos.
Dose diária: 12 a 540 mg.

Selênio: Uma das defesas antioxidantes mais importantes contra o câncer. A suplementação reduz o risco de morte relacionada ao câncer em mais de 50%. Na verdade, um teste médico foi encerrado mais cedo, pois foi considerado antiético não dar selênio àqueles que estavam tomando placebo.
Dose diária: 200 mcg.

Carotenoides: A luteína e a zeaxantina protegem contra a degeneração macular causada pela idade (uma das causas mais comuns de perda de visão em idade mais avançada), enquanto o licopeno do tomate protege contra a arteriosclerose e alguns tipos de câncer, especialmente de próstata.
Dose diária: 6 mg de carotenoides variados.

• **Ácido alfalipoico** (ALA) Funciona junto com as vitaminas do complexo B para acelerar a produção de energia nas células. Ele aumenta a glicose nas células musculares, o que melhora o controle dos níveis de glicose e ajuda a reduzir sua absorção nas células gordurosas, retardando sua proliferação na meia-idade. O ALA também ajuda a proteger o sistema nervoso dos efeitos da idade, reduzindo a quebra da bainha gordurosa que envolve as fibras nervosas. Além disso, pode diminuir a progressão de algumas formas de demência.
Dose diária: 50 a 100 mg.

• **L-carnitina** Ajuda a mobilizar os estoques de gordura e a regular a produção de energia. Pode ter um papel importante na redução do ganho de peso na meia-idade e tem efeitos benéficos sobre os níveis de colesterol e triglicérides. Ela também combate a fadiga.
Dose diária: 500 mg a 3 g, normalmente em doses fracionadas.

• **Coenzima Q-10** É vital para a produção de energia nas células, especialmente contraindo as células musculares do coração. Após os 20 anos, os níveis de CoQ10 diminuem, já que

A FÓRMULA MÁGICA

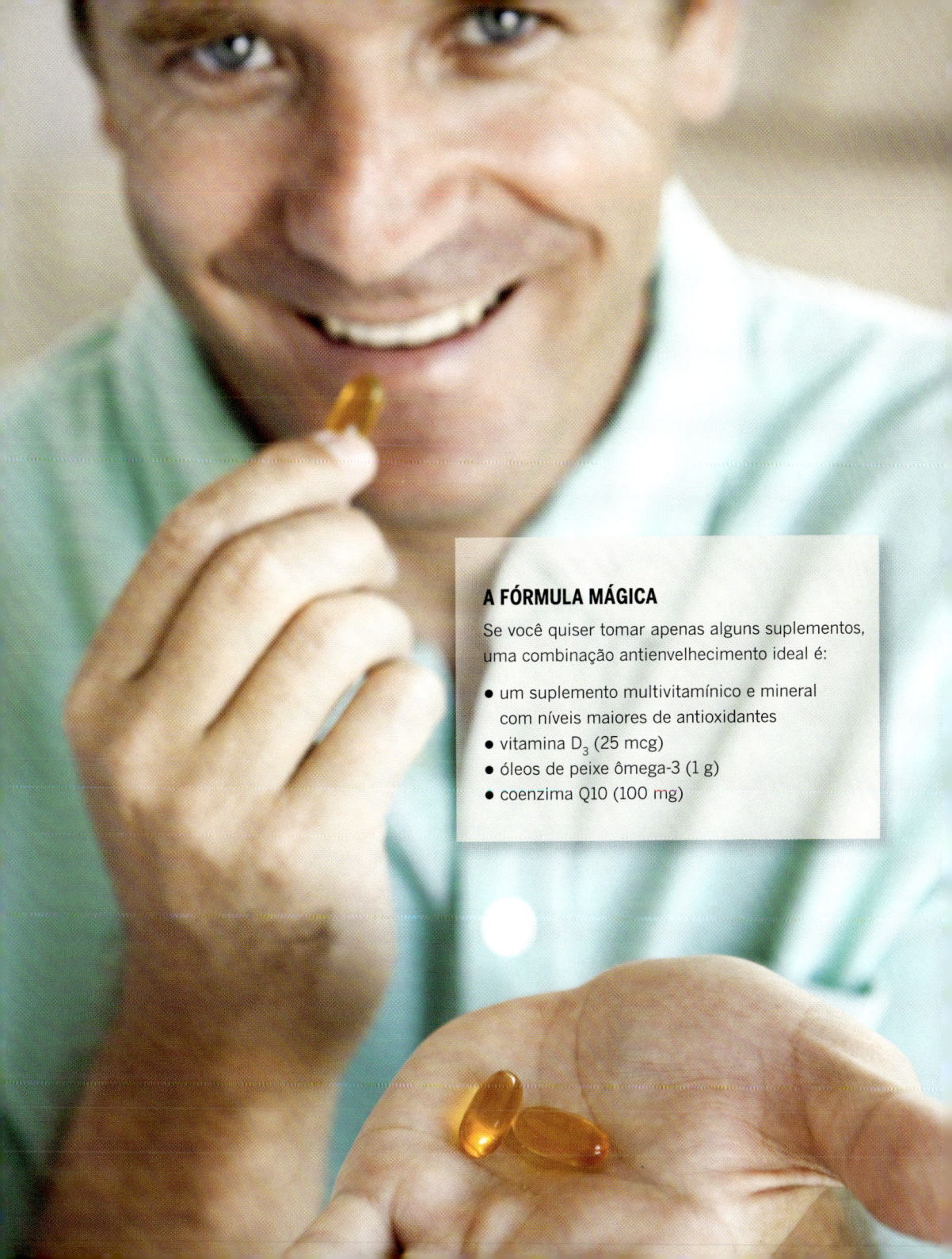

Se você quiser tomar apenas alguns suplementos, uma combinação antienvelhecimento ideal é:

- um suplemento multivitamínico e mineral com níveis maiores de antioxidantes
- vitamina D_3 (25 mcg)
- óleos de peixe ômega-3 (1 g)
- coenzima Q10 (100 mg)

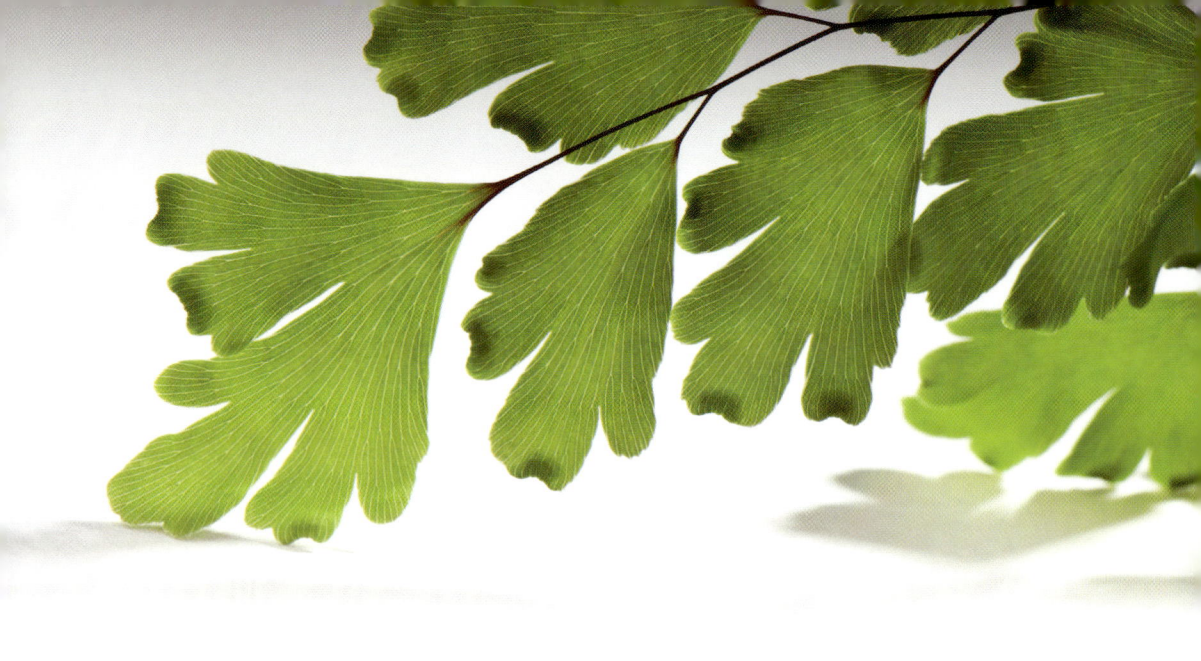

Extrato de ginkgo biloba pode melhorar a memória.

uma quantidade menor da coenzima é absorvida dos alimentos e sua produção nas células do corpo cai. Níveis baixos de CoQ10 fazem com que as células não recebam toda a energia que deveriam e acabem se deteriorando e envelhecendo prematuramente. Níveis menores de CoQ10, portanto, contribuem para o processo de envelhecimento, incluindo doenças coronarianas e falência do coração.
Dose diária: 100 a 200 mg (uma dose maior é essencial para quem toma estatinas para reduzir os níveis de colesterol no sangue, uma vez que elas diminuem a produção de CoQ10 no fígado).

- **Ácido fólico** Reduz os níveis de homocisteína – um aminoácido que danifica o revestimento das artérias quando fica muito concentrado na circulação. Altos níveis de homocisteína estão associados a várias doenças, como demência, males do coração e derrame. Pessoas com maior ingestão têm 45% menos chances de passar por um ataque cardíaco que as demais. O ácido fólico funciona melhor quando combinado com as vitaminas B_6 e B_{12}, que reduzem a homocisteína de modo diferente.
Dose diária: 400 a 800 mcg.

- **Alho** Tem efeitos benéficos sobre pressão sanguínea, coagulação,

equilíbrio de colesterol e elasticidade das artérias, minimizando o risco de ataque cardíaco em, pelo menos, 30%. Ele também melhora a imunidade contra infecções e tem efeitos anticancerígenos poderosos: uma metanálise de resultados de 18 estudos sugere que quem consome mais alho (mais que 28,8 g por semana) tem 31% menos chances de desenvolver câncer colorretal e 47% menos chances de desenvolver câncer no estômago (*veja também* Coma Mais Alho, páginas 14 a 17.)
Dose diária: 600 a 900 mg de cápsulas de pó de alho padronizados.

- **Ginkgo biloba** Fornece antioxidantes únicos que melhoram a circulação sanguínea em áreas periféricas, incluindo o cérebro. Isso ajuda a melhorar a memória em algumas pessoas mais idosas e pode trazer benefícios contra a demência. Ele também ajuda pessoas com circulação ruim nos dedos e pode oferecer alguns benefícios aos homens com disfunção erétil.
Dose diária: 120 a 240 mg.

- **Ginseng** É uma das ervas medicinais conhecidas há mais tempo, usada como tônico revitalizante há mais de 3.000 anos. Tradicionalmente, o ginseng é descrito como estimulante, restaurador e energizante, ajudando a melhorar a imunidade, a força, a resistência e a atenção. Contém uma enzima, o panquilon, que parece ter efeito similar ao do fármaco anti-impotência sildenafil.
Dose diária: 200 a 600 mg.

- **Glucosamina** Promove a formação de cartilagem nova e tem ações anti-inflamatórias para reduzir a dor nas articulações que aparece com a idade. Costuma ser administrada em conjunto com a condroitina, que atua junto para inibir a deterioração da cartilagem. A glucosamina é um dos suplementos mais importantes para pessoas com mais de 50 anos, quando as articulações começam a ranger, ficar mais rígidas e doloridas, desenvolver deformações e reduzir a mobilidade.
Dose diária: glucosamina – 1500 mg; condroitina – 1.200 mg.

- **Isoflavonas** Pesquisadores sugerem que as isoflavonas da soja podem ter o potencial de prolongar a vida. Descobriu-se que ela ativa uma proteína antienvelhecimento, a Sirt-1, que protege nosso DNA e está envolvida na regulação do envelhecimento e da longevidade (*veja também* Coma Mais Leguminosas e Coma Menos, no volume 1 do livro). As isoflavonas também são benéficas para os sintomas da menopausa em mulheres.
Dose diária: 40 a 100 mg.

- **Óleos de peixe ômega-3** Têm um efeito contra o envelhecimento em todo o corpo, especialmente coração, circulação, cérebro e articulações, e melhoram a dor nas juntas, a rigidez e o inchaço. Um consumo de pelo menos 1 g de óleos de peixe ômega-3 por dia (obtido comendo peixes oleosos duas vezes por semana ou de suplementos)

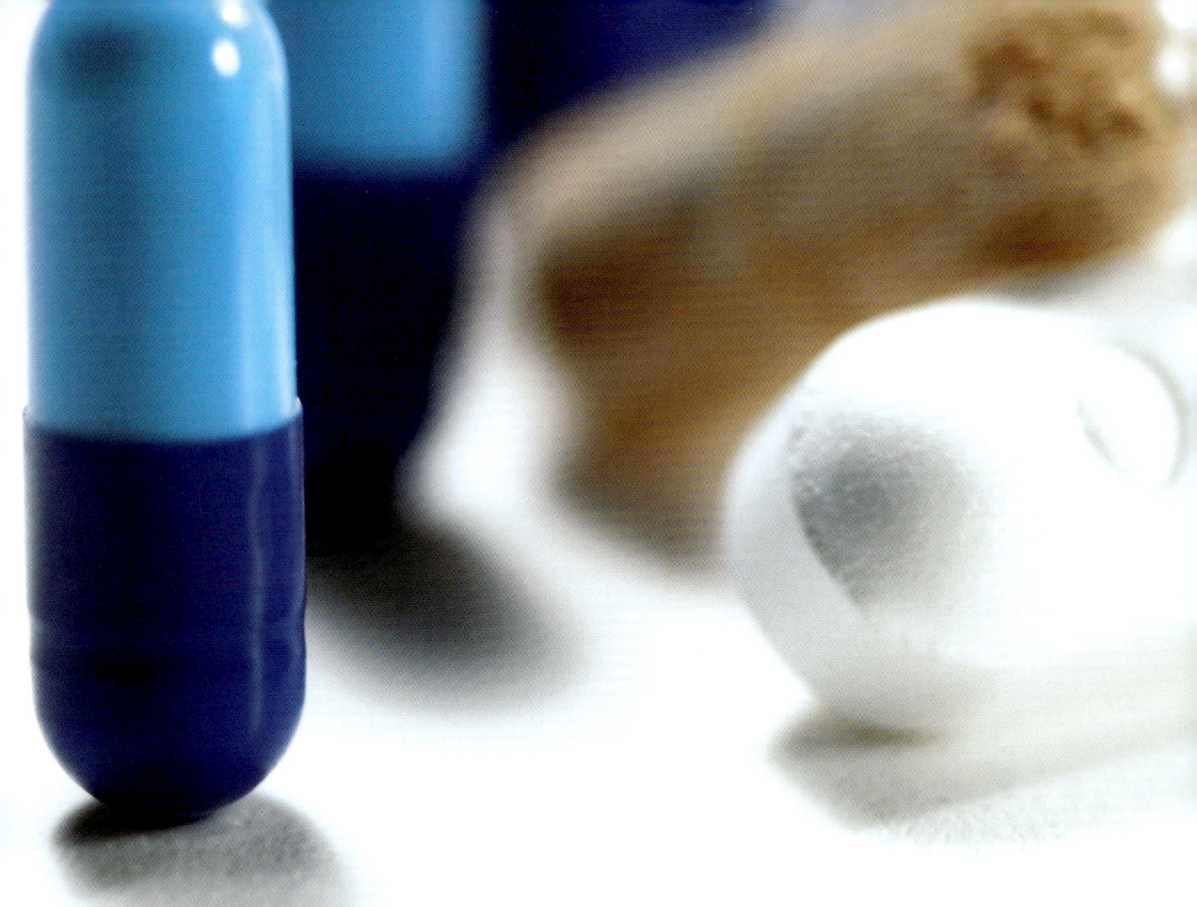

combate quase pela metade o risco de morte cardíaca súbita e ajuda a prevenir a morte em decorrência de trombose coronariana (ataque cardíaco). Populações que consomem mais peixe têm, ainda, os níveis mais baixos de morte súbita decorrente de arritmia cardíaca, derrame e depressão (*veja também* Coma Mais Peixe, páginas 18 a 23).
Dose diária: 1 g.

● **Esteróis vegetais** Bloqueiam a absorção de colesterol vindo dos alimentos para reduzir os níveis do perigoso LDL em cerca de 15%. Isso reduz significativamente o risco de doenças cardíacas ou derrame.
Dose diária: 1 a 3 g.

● **Reishi** Conhecido como o "cogumelo da imortalidade", é tradicionalmente usado para fortalecer fígado, pulmões, coração e sistema imunológico, aumentar a capacidade intelectual e a memória, melhorar os níveis de energia física e mental e promover a vitalidade e a longevidade. Pesquisas sugerem que ele aumenta a imunidade, reduz a pressão sanguínea e diminui a fadiga e os efeitos nocivos do estresse.
Dose diária: 500 mg, de duas a três vezes por dia.

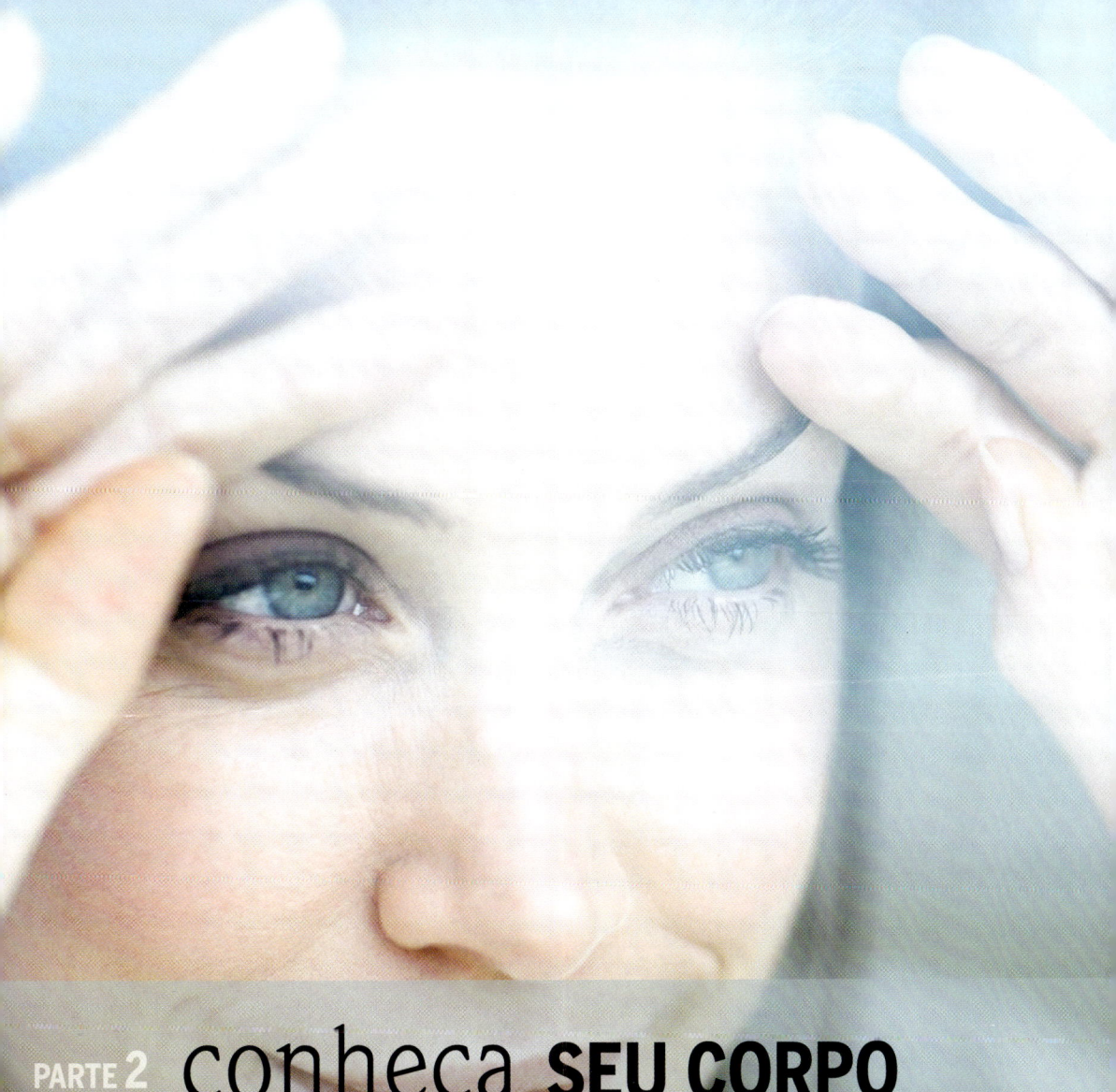

PARTE 2 conheça **SEU CORPO**

Veja como partes e funções específicas do corpo envelhecem
e o que você pode fazer para minimizar os efeitos.

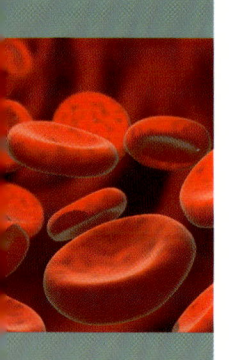

Circulação

Sua circulação transporta oxigênio e nutrientes pelo seu corpo, além de carregar os dejetos para a excreção; por isso, é importante fazer o possível para que ela funcione bem.

As artérias retiram o sangue do coração e têm paredes grossas e elásticas para levar o sangue pulsando com altas pressões. As artérias maiores se ramificam e se dividem em uma série de arteríolas menores, que, por sua vez, se ligam aos capilares – vasos minúsculos com paredes finas que possibilitam a passagem de oxigênio, nutrientes, fluidos e dejetos para dentro e para fora dos tecidos. Os capilares se ligam a pequenas veias, chamadas vênulas, que se conectam a veias maiores, que, por sua vez, levam o sangue de volta para o coração.

ARTERIOSCLEROSE

A arteriosclerose – endurecimento e espessamento das artérias – é fortemente associada à idade, ao fumo, à falta de exercícios e a dietas nada saudáveis, com muita gordura e poucos antioxidantes (frutas e vegetais). Tem mais chances de ocorrer em pessoas com altos níveis de colesterol no sangue, pressão alta e diabetes descontrolada. Por isso, é essencial tomar bastante cuidado com esses fatores.

VEIAS VARICOSAS

As veias longas das pernas contêm uma série de válvulas que possibilitam que o sangue flua para cima, resistindo à força da gravidade. Válvulas fracas costumam ceder à pressão contrária, fazendo o sangue empoçar logo abaixo da pele, que fica dilatada e retorcida. Isso pode causar dor e repuxos, inchaço dos tornozelos e dos pés, coceira, sangramento e flebite – inflamação de uma veia superficial em virtude da coagulação do sangue que não circula corretamente.

FATOS RÁPIDOS

- O sistema circulatório tem 150.000 km de vasos.
- Sua circulação contém cerca de 5 litros de sangue.
- O coração bombeia o equivalente a 13.640 litros de sangue por dia.
- O sangue corre pelas artérias principais a 1,2 metros por segundo.
- O sangue corre pelas veias principais a 10 centímetros por segundo.

> ### Alerta **MÉDICO!**
> Sempre procure orientação médica se tiver problemas circulatórios persistentes, cãibras ou dores nos membros inferiores.

Evite ficar em pé por períodos prolongados, pois isso favorece o acúmulo de sangue nas pernas. Quando sentar, levante os pés o máximo que conseguir para ajudar a evitar o acúmulo nos membros inferiores. Meias-calças ajudam a manter as veias varicosas confortáveis.

Cuidando da sua circulação

Além de seguir uma dieta saudável, tente:
- **Reduzir o sal** – isso pode diminuir a pressão sanguínea e a arteriosclerose. Evite comidas salgadas (como batatas fritas, bacon, peixes e carnes em conserva, produtos enlatados em água com sal) e pare de adicionar sal quando for cozinhar ou quando estiver à mesa.
- **Evite sentir muito frio,** pois isso leva os vasos sanguíneos menores a entrar em espasmos, reduzindo o fluxo de sangue para as regiões periféricas, especialmente os dedos. Isso pode levar a frieiras (áreas roxas de inflamação que coçam) e à síndrome de Raynaud, em que as pequenas artérias dos dedos se contraem. Os dedos começam a ficar brancos,

Suplementos antienvelhecimento

Antioxidantes *ajudam a reduzir a pressão sanguínea e reduzem a arteriosclerose.*

Óleos de peixe ômega-3 *têm efeito anticoagulante, o que pode melhorar a circulação periférica.*

Ácido fólico *ajuda a reduzir os níveis de homocisteína no sangue, um aminoácido que pode danificar as paredes das artérias (as vitaminas B6 e B12 também têm um efeito benéfico).*

Ginkgo biloba e extratos de alho *podem melhorar a circulação geral nas regiões periféricas.*

Picnogenol e extrato de folha de vinha vermelha *podem melhorar a circulação venosa e reduzir o inchaço nos tornozelos.*

A coenzima Q10 *aumenta a captação de oxigênio nas células e pode reduzir a dor associada à circulação ruim.*

Suplementos de cálcio e/ou magnésio *podem reduzir cãibras musculares.*

dormentes e a formigar; conforme o fluxo sanguíneo volta aos poucos, eles ficam azulados, depois vermelho vivo, com dor e queimação. Mantenha as extremidades aquecidas durante o tempo frio usando luvas, chapéus, cachecóis, meias grossas e aquecedores de tornozelos.
- **Exercite-se regularmente.** Faça especialmente caminhadas, pois a contração dos músculos das pernas melhora a circulação sanguínea em seus membros inferiores em até um terço.

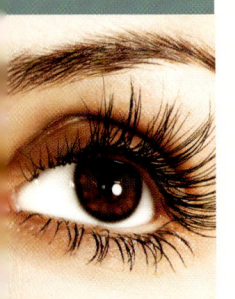

Olhos

Comumente chamados de janelas da alma, seus olhos dão uma boa pista sobre se você está envelhecendo bem – por dentro e por fora. Vários males podem afetá-los à medida que o tempo passa, mas mudanças na alimentação e no estilo de vida podem ajudar.

PROBLEMAS COMUNS RELACIONADOS À IDADE

Olhos secos, por causa da redução na produção de lágrimas com o aumento da idade, são mais comuns com o passar do tempo, mas também preste atenção no seguinte:

Catarata é uma opacidade no cristalino (que é a "lente" do olho) que ocorre quando suas proteínas passam por mudanças similares àquelas que embranquecem a gema do ovo cozido. Isso resulta em visão turva, sensibilidade à luz solar, mudanças na percepção das cores e na aparição de halos em volta da luz. A maioria dos casos deve-se a mudanças degenerativas com o aumento da idade e piora com a exposição à luz ultravioleta.

A degeneração macular é uma perda progressiva e indolor da visão central, que causa distorção visual, suprimindo palavras quando você lê e apagando o rosto das pessoas para quem você olha diretamente. Ela é associada a baixos níveis de pigmentos carotenoides na mácula – uma parte da retina responsável pela visão mais definida. Esses pigmentos amarelos, a luteína e a zeaxantina, filtram a luz azul prejudicial e neutralizam os elementos danosos produzidos durante a detecção da luz.

O glaucoma desenvolve-se quando a pressão dos fluidos do olho aumenta o bastante para comprimir os pequenos vasos sanguíneos que nutrem o nervo ótico; pode levar à perda de visão.

É NATURAL

Presbiopia é uma forma de hipermetropia que faz parte do processo normal de envelhecimento. Enquanto o olho permanece sempre com o mesmo tamanho, o cristalino continua a crescer durante a vida adulta. Ele também fica mais espesso e menos elástico; por isso, é cada vez mais difícil focalizar objetos próximos. Os sintomas começam a aparecer por volta dos 45 anos. Assim, lentes corretivas passam a ser necessárias para atividades próximas, como a leitura. Vá ao oftalmologista se perceber alguma mudança em sua visão.

Cuidando dos seus olhos

Olhos claros, vibrantes e brilhantes parecem mais jovens que olhos opacos, cansados e rodeados por rugas e pés de galinha – então, faça o melhor para ter o primeiro tipo! Mudanças na alimentação e no estilo de vida ajudam a proteger contra esses problemas da idade.

- **Tenha um bom consumo diário de antioxidantes** de frutas e vegetais – procure ingerir cinco porções diárias; de preferência, mais. Os que trazem mais benefícios para os olhos são couve, espinafre e brócolis, ricos em luteína, e os amarelos e vermelhos, como milho, pimentão, damasco e manga, bem como frutas vermelhas.
- **Coma, pelo menos, duas porções semanais de peixes oleosos** – óleos de peixe ômega-3 têm um papel estrutural e funcional importante na retina, no fundo do olho.
- **Use óculos de sol** que tenham a marca UV 400 para proteger seus olhos do sol.
- **Se for fumante, pare** – fumantes têm três vezes mais chances de desenvolver catarata e quatro vezes mais de desenvolver degeneração macular que os não fumantes.
- **Se você usa o computador, faça pausas frequentes** para reduzir as chances de esforço e cansaço dos olhos. Olhe para longe da tela enquanto a máquina estiver "pensando" e foque objetos que estejam a distâncias variáveis. Lembre-se de piscar para mantê-los lubrificados.
- **Faça exames periódicos dos olhos**, pelo menos uma vez por ano.

Suplementos antienvelhecimento

Vitaminas antioxidantes A, C e E *e o mineral selênio protegem o olho dos efeitos nocivos da luz.*

Luteína e zeaxantina *(os "óculos de sol" da natureza) protegem, especialmente, contra a degeneração macular.*

Óleos de peixe ômega-3 *ajudam a manter a boa percepção visual na retina e no cérebro.*

Extratos de mirtilo *contêm antocianina, pigmentos azul-avermelhados que protegem contra degeneração macular, catarata e retinopatia diabética.*

Extrato de casca de pinheiro *pode reduzir a progressão da retinopatia e melhorar a acuidade visual em pessoas com diabetes.*

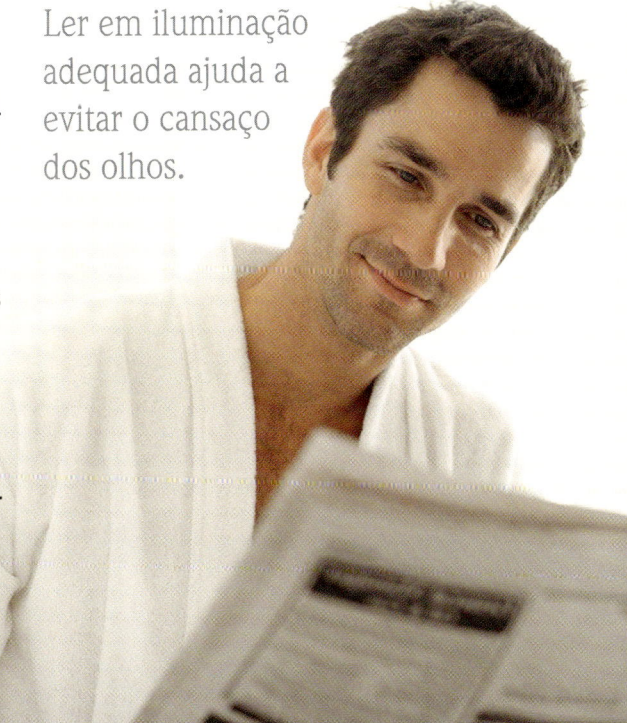

Ler em iluminação adequada ajuda a evitar o cansaço dos olhos.

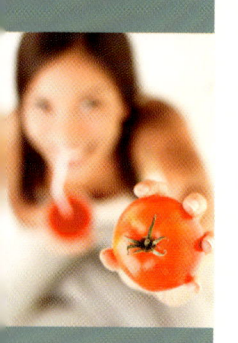

Paladar e olfato

O cheiro e o sabor de diferentes alimentos aumentam bastante nossa qualidade de vida. A maioria de nós, no entanto, repara que esses prazeres diminuem à medida que envelhecemos – mas há algo que possamos fazer?

COMO SENTIMOS GOSTO

Nossos receptores de gosto estão localizados em pequenas saliências na superfície da língua, chamadas papilas. Elas têm um poro central, cheio de saliva, em que há terminações nervosas sensoriais que detectam substâncias dissolvidas. Quando estimulados, esses receptores enviam mensagens para o cérebro, detectando os diferentes sabores. Seis percepções diferentes – amargo, doce, salgado, azedo, umami e "gorduroso" – se combinam para produzir uma sensação geral de sabor. Outras nuances do sabor vêm do sentido do olfato, textura, temperatura, adstringência, pungência, frescor (mentol, por exemplo), dormência, efervescência, gosto metálico e sensação da boca (conhecida pelo termo japonês *kokumi*), com contribuições adicionais dos estímulos visuais e auditivos.

Conforme envelhecemos, perdemos papilas gustativas; menos delas ficam presentes e as que sobram ficam menos sensíveis. E o mesmo, provavelmente, também vale para os receptores olfativos...

COMO SENTIMOS CHEIROS

Quando inspiramos, substâncias aromáticas entram em contato com receptores olfativos no nariz. As moléculas aromáticas, conhecidas como odorantes, se dissolvem no muco que cobre o epitélio olfativo (tecido membranoso especializado dentro da cavidade nasal). Elas são detectadas por pequenas terminações nervosas (cílios) que se projetam dos dendritos (extensões ramificadas) das células olfativas no muco depositado. Os odorantes ligam-se a receptores específicos nos cílios, cada um dos quais detecta apenas um cheiro específico. Você tem estimados 12 milhões de células olfativas receptoras, que são divididas em cerca de mil tipos diferentes de recepção de odores. Cada tipo responde apenas a um grupo específico de moléculas odorantes. Esses receptores estão diretamente ligados ao cérebro e passam mensagens aos centros emocionais do sistema límbico para evocar respostas emocionais poderosas, incluindo aquelas associadas a medo, amor e atração sexual.

Uma pessoa, em média, consegue detectar 4 mil odores diferentes, mas quem tem um "dom olfativo" pode detectar até 10 mil cheiros diferentes.

Cuidando dos seus sentidos

A falta de zinco é uma das causas mais comuns de perda de paladar (ageusia) e

> **VOCÊ SABIA?**
> - Há uma grande variação de ordem genética na capacidade de sentir sabores diferentes, especialmente o amargo
> - Estima-se que uma em cada quatro pessoas tenha um paladar mais aguçado. Conhecidos como superpaladares, elas têm um número maior de papilas em forma de cogumelo (papilas fungiformes) agrupadas perto da ponta da língua
> - Mulheres são mais propensas a terem superpaladar que os homens
> - O olfato é mais apurado nas mulheres que nos homens – e fica mais forte próximo da ovulação
> - Seu olfato é aguçado pela fome – uma resposta que visa à sobrevivência, ajudando a encontrar comida pelo cheiro.

Suplementos antienvelhecimento

Zinco *é melhor se tomado em suplementos que o associem a potássio, magnésio, cálcio e vitamina B_{12}, que são importantes para o olfato e o paladar; ele costuma ser associado ao cobre para equilibrar o metabolismo dele.*

A curcumina *(extraída da cúrcuma) tem poderosos efeitos anti-inflamatórios que podem melhorar a perda de paladar e de olfato associada à rinite (inflamação nasal).*

A N-acetilcisteína, *um aminoácido, deixa o muco menos viscoso e pode melhorar sintomas, aliviando aquele que bloqueia os receptores sensoriais.*

Verificando a deficiência de zinco
Pode-se detectar a deficiência de zinco com uma solução de sulfato de zinco (15 mg/5 ml), que pode ser comprada na farmácia. Tome uma colher de chá:
- se a solução parecer sem gosto, há uma provável deficiência de zinco.
- se o gosto da solução for adstringente, mineral ou levemente adocicado, os níveis de zinco estão no limite.
- se a solução tiver um gosto muito ruim, os níveis de zinco estão normais.

olfato (anosmia) associada à idade. Isso costuma ter relação com uma dieta pobre. Entre as fontes de zinco, estão a carne vermelha, os frutos do mar (especialmente ostras), as vísceras, o levedo de cerveja, os grãos integrais (apesar de o processamento remover a maior parte de seu zinco mineral), as leguminosas, os ovos e o queijo.

Faça o que puder para melhorar sua ingestão diária, mas é uma boa ideia tomar um suplemento de zinco também.

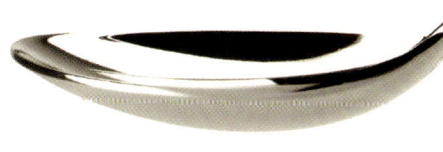

O zinco pode apurar seu paladar e olfato.

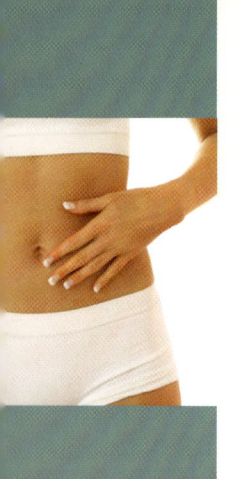

Intestinos

Quando seus intestinos funcionam bem, é fácil não se preocupar, mas eles têm cerca de 4 metros de comprimento, o que significa que há bastante espaço para ocorrer problemas...

À medida que você envelhece, a mudança no funcionamento dos intestinos reduz a secreção de sucos intestinais (causando indigestão e inchaço), desacelera o tempo de trânsito (levando à constipação) e afeta o equilíbrio bacteriano no intestino delgado, o que pode estar associado a constipação, gases e desconforto. A redução na absorção de vitaminas e minerais também pode levar a deficiências nutricionais, especialmente de vitaminas do complexo B e coenzima Q10, contribuindo para a fadiga.

DISPEPSIA

A dispepsia (indigestão) torna-se mais comum com a idade mais avançada e inclui qualquer desconforto após comer, como sensação de distensão, flatulência, náusea, queimação e acidez. Isso pode ter relação com o refluxo de ácido e a secreção reduzida de sucos intestinais, incluindo a bile.

Se você sofre de dispepsia, fique longe de comidas quentes, ácidas, apimentadas e frituras, que podem causar indigestão, e evite refeições pesadas (especialmente no fim do dia). Em vez disso, coma pouco e com frequência em vez de fazer três grandes refeições. Reduza o consumo de álcool e beba outros líquidos em pequenas quantidades e em intervalos frequentes em vez de consumir quantidades grandes de cada vez. Também evite chá, café e suco de frutas ácidas se eles desencadearem os sintomas.

Perder o excesso de peso também ajuda a aliviar o refluxo. Não se incline,

Alerta **MÉDICO!**

- Se você sofre de indigestão ou queimação recorrentes, ou notar alguma mudança persistente em seus hábitos intestinais, fale com seu médico.
- Se você toma antiácidos com regularidade, fale com seu médico – um a cada dez usuários, especialmente acima dos 40 anos, pode ter algum problema subjacente mais sério que precise ser investigado e tratado. Alguns problemas intestinais, como tumores, produzem pequenas quantidades de sangue, que pode ser localizado por meio de exames.

baixo, os que têm IG entre 56 e 69 são *médios* e os com 70 ou mais têm um IG considerado *alto*. Os valores típicos de IG para alimentos comuns são mostrados a seguir.

	ALIMENTO	ÍNDICE GLICÊMICO
ALTO	Chirivia	97
	Batata assada	85
	Cereal de milho	81
	Pão integral	71
MÉDIO	Passas	64
	Arroz branco	64
	Mingau	58
	Pão de centeio integral	58
	Muesli	56
BAIXO	Arroz integral	55
	Mel	55
	Milho	54
	Kiwi	53
	Banana	52
	Suco de laranja sem açúcar	52
	Batata lavada	50
	Pão de grãos variados	49
	Cenoura	47
	Espaguete branco	44
	Batata-doce	44
	Laranja	42
	Suco de maçã sem açúcar	40
	Maçã	38
	Espaguete integral	37
	Damasco seco	31
	Feijão	28
	Castanha de caju	22
	Cereja	22

Suplementos *antienvelhecimento*

O cromo *é necessário para fabricar o Fator de Tolerância à Glicose (FTG), que aumenta a sensibilidade à insulina.*

O magnésio *é associado à sensibilidade à insulina e à tolerância à glicose; uma dieta rica em magnésio pode até ajudar a prevenir o surgimento de diabetes tipo 2, especialmente em pessoas acima do peso.*

O zinco *é bom para a síntese, o armazenamento e a secreção de insulina (algumas pessoas com diabetes tipo 2 podem ter uma incapacidade hereditária de transportar zinco suficiente para as células pancreáticas).*

O ácido linoleico conjugado *ajuda a melhorar a sensibilidade à insulina por meio de sua capacidade de mobilizar e transportar ácidos graxos dos tecidos adiposos para as células musculares, nas quais são queimados para a produção de energia.*

Você pode reduzir sua necessidade de insulina e melhorar o controle da glicose na diabetes tipo 2 seguindo uma dieta de IG baixo. Isso envolve diminuir a ingestão de alimentos com IG alto e selecionar outros com IG médio e baixo em seu lugar. Você também pode combinar alimentos com IG alto (batata assada, por exemplo) com outros que tenham um IG menor (como feijão) para ajudar a compensar as flutuações nos níveis de glicose no sangue.

Além de reduzir a carga de trabalho do seu pâncreas, uma dieta de IG baixo ajuda a manter um peso saudável, minimiza os efeitos nocivos das alterações bruscas de glicose na circulação e tem efeito benéfico sobre outros fatores de risco para doenças cardiovasculares, como viscosidade do sangue, pressão sanguínea, níveis de triglicérides e equilíbrio de colesterol.

Rins

Temos uma tendência a não dar muita atenção aos nossos rins, mas o funcionamento deles se reduz naturalmente à medida que ficamos mais velhos, e o envelhecimento dos rins pode contribuir para o aumento da pressão sanguínea, assim como outros problemas.

Seus rins estão na parte de trás do abdômen, de ambos os lados da coluna. Cada um contém mais de 1 milhão de unidades de filtração chamadas néfrons. O sangue flui para dentro deles sob pressão para que os fluidos e as substâncias solúveis, como a ureia, sejam forçados pelas paredes dos pequenos vasos sanguíneos para um sistema coletor em que um pouco de água, nutrientes e sais são reabsorvidos antes de o excesso gotejar para a bexiga, na qual é armazenado.

ENVELHECIMENTO NATURAL

O número de néfrons dentro dos rins decai por volta dos 50 anos. Isso reduz sua capacidade de filtragem de água e sais, o que pode levar à retenção de líquidos.

Os rins também produzem um hormônio chamado renina, que ativa mecanismos circulatórios que causam a constrição rápida das artérias, aumentando a pressão. Se as artérias que levam sangue aos rins estiverem entupidas, menos sangue é recebido; os rins interpretam isso como uma pressão baixa demais e produzem mais renina – que contrai os vasos sanguíneos e aumenta ainda mais a pressão. Mesmo que mais sangue chegue, ele é processado mais lentamente por causa do número reduzido de néfrons.

Novas pesquisas sugerem, ainda, que algumas pessoas desenvolvem pressão alta porque herdam genes que as tornam menos eficientes na regulação da pressão sanguínea e da temperatura do corpo. Isso envolve direcionar o sangue para longe dos órgãos internos (como os rins) e em direção à pele, e vice-versa. Em algumas pessoas, esse efeito causa mudanças dentro das paredes de artérias finas, levando à hipertensão, e a renina pode estar envolvida. Esse

O CHAMADO DA NATUREZA

Durante a juventude, a glândula pituitária em seu cérebro secreta um hormônio antidiurético (conhecido como vasopressina) durante a noite, que atua nos rins para reduzir a produção de urina e reter líquido. Conforme os rins envelhecem, eles respondem menos a esse sinal. Desse modo, você pode ter que "visitar" mais vezes o banheiro para se aliviar.

> **VOCÊ SABIA?**
>
> Os intestinos contêm 11 trilhões de bactérias, que pesam um total de 1,5 kg. O ideal é que, pelo menos, 70% delas sejam as saudáveis bactérias probióticas e apenas 30% sejam bactérias menos benéficas, como a *E. coli*. Na prática, no entanto, o equilíbrio se estabelece ao contrário.

dobre ou deite logo após comer e vista roupas mais largas, especialmente na cintura. Se o refluxo e a queimação atacarem quando você deitar, tente elevar a cabeceira da cama em 15 a 20 cm, apoiando as pernas da cama sobre uma pilha de livros (certifique-se de que ela ficou estável!).

Cuidando do seu intestino

- **Mantenha bactérias "amistosas" em abundância.** Bactérias probióticas do intestino têm um papel importante na saúde do órgão. Elas fermentam e quebram fibras não digeridas e acumulam os excrementos para facilitar a evacuação. As bactérias intestinais mais importantes são as que secretam ácido lático, conhecidas como bactérias probióticas (como *Lactobacilli* e *Bifidobacteria*), e que ajudam a promover uma boa digestão, melhorar a imunidade e aumentar a resistência à infecção. Para manter uma população alta de bactérias probióticas em seu intestino, consuma iogurtes ou bebidas probióticas diariamente – selecione as que contêm variedades clinicamente comprovadas.
- **Coma bastante fibra.** Para obter os 18 a 30 g diários recomendados, coma muitas frutas e vegetais – pelo menos cinco porções por dia se possível. Além de fornecer massa para promover os movimentos peristálticos, a fibra atua como uma esponja, absorvendo toxinas e o excesso de gordura.

Suplementos antienvelhecimento

O gengibre *ajuda a aliviar a indigestão e a náusea.*

Os probióticos *restabelecem o nível de bactérias intestinais benéficas.*

A alcachofra *estimula a produção de bile e pode reduzir sensações de inchaço e outros sintomas associados à síndrome do intestino irritável (dor abdominal, flatulência, constipação).*

A aloe vera *tem ação antiácida e analgésica, trazendo alívio.*

A semente e a casca de psyllium *são fontes eficazes de fibra natural.*

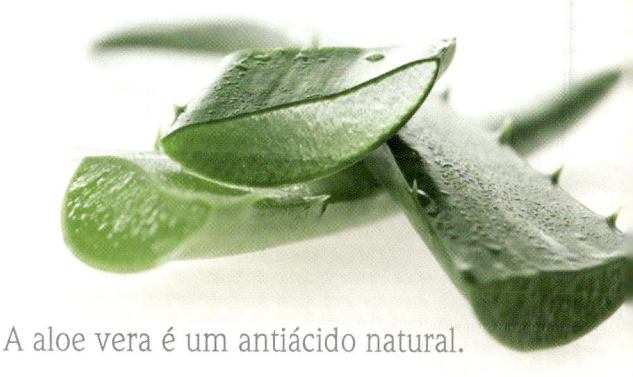

A aloe vera é um antiácido natural.

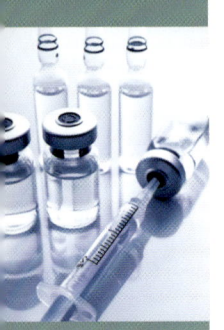

Pâncreas

Seguir uma dieta com pouco açúcar reduz o trabalho do seu pâncreas e também traz outros efeitos benéficos, como a melhora de fatores de risco para doenças cardiovasculares.

Seu pâncreas fica abaixo do fígado e tem vários papéis importantes. Além de secretar enzimas digestivas poderosas que quebram as proteínas, as gorduras e os carboidratos alimentares, ele libera hormônios envolvidos no controle da glicose e do apetite. São importantes hormônios pancreáticos:

- **glucagon** – aumenta os níveis de glicose no sangue.
- **insulina** – reduz os níveis de glicose no sangue.
- **amilina** – reduz o esvaziamento e a digestão no estômago.
- **somatostatina** – suprime a liberação de insulina e glucagon.
- **grelina** – estimula o apetite, desencadeando a sensação de fome.
- **polipeptídeo pancreático** – liberado após comer para suprimir o apetite.

FRUTAS E VEGETAIS

A maioria das frutas e dos vegetais (excluindo a chirivia e a batata) tem um índice glicêmico relativamente baixo e não costuma precisar ser restrita. Tome cuidado com frutas secas, como passas, no entanto, pois os açúcares ficam concentrados em virtude da evaporação da água.

DIABETES

Indiscutivelmente, o hormônio pancreático mais importante é a insulina, que possibilita a entrada da glicose nas células musculares e adiposas. A diabetes tipo 1 ocorre quando o pâncreas para de produzir insulina – costuma ser completamente. Esse tipo é irreversível e é tratado com injeções de insulina. Por outro lado, a diabetes tipo 2 ocorre quando você continua a produzir alguma insulina, mas não o suficiente para controlar direito os níveis de glicose no sangue. Pessoas com diabetes tipo 2 podem voltar a ter um controle normal de glicose se se exercitar regularmente (para queimar glicose), seguir uma dieta de baixa glicemia e perder o excesso de peso.

Cuidando do seu pâncreas

DIETA DE BAIXO IG

Diferentes alimentos têm efeitos diversos sobre os níveis de glicose no sangue, dependendo da quantidade e do tipo de carboidrato que eles contêm. Conhecido como índice glicêmico (IG), ele é calculado comparando a velocidade com que a comida aumenta os níveis de glicose no sangue, na comparação com a glicose (que tem um IG padrão de 100). Alimentos com um IG igual ou inferior a 55 são classificados como IG

FATORES DE RISCO: DOENÇAS RENAIS

Você corre mais riscos se:
- tiver pressão alta
- tiver diabetes
- estiver acima do peso
- fumar
- tiver um histórico familiar de doenças renais.

Suplementos antienvelhecimento

Antioxidantes, *como a vitamina C, reduzem o estresse oxidativo e podem ajudar a reduzir o dano aos rins.*

O ácido alfalipoico (ALA) *pode reduzir o estresse oxidativo e a excreção da proteína albumina (um sinal de vazamento e de danos aos rins) em pessoas com diabetes.*

Extratos de oxicoco *ajudam a reduzir infecções do trato urinário.*

Extratos de raiz de dente-de-leão *são um diurético tradicional, que ajuda a eliminar o excesso de água do corpo.*

mecanismo pode ser responsável pela "hipertensão arterial essencial", que tende a ser hereditária e aparece entre os 20 e os 30 anos.

DOENÇAS RENAIS

Doenças renais costumam ser descritas como "silenciosas", pois produzem poucos sintomas, apesar de você poder notar uma mudança na frequência e na quantidade da urina, especialmente à noite. Às vezes, a urina faz espuma demais (em virtude de níveis anormalmente altos de proteínas que vazam para a urina através dos rins danificados), e pode haver um inchaço geral em torno dos olhos e dos tornozelos. Também pode haver desconforto na área dos rins ou na hora de urinar. Como os sintomas costumam não ser identificados, é uma boa ideia fazer exames anuais de urina para verificar sinais de proteína ou sangue.

Cuidando dos rins

- **Coma muitas frutas e vegetais** – eles contêm potássio, que ajuda a eliminar o excesso de sais de sódio do corpo, o que pode reduzir a pressão sanguínea.
- **Mantenha um peso saudável** e faça exercícios regularmente, todos os dias, se possível.
- **Verifique sua pressão sanguínea** e os níveis de glicose no sangue regularmente, e mantenha-os sob controle.
- **Mantenha o consumo de álcool dentro dos limites recomendados** e evite fumar.
- **Beba água suficiente** diariamente para manter sua urina da cor de palha.
- **Reduza seus níveis de estresse** e faça sessões regulares de relaxamento.

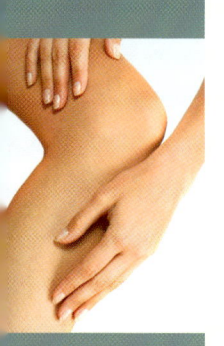

Articulações

Suas articulações passam por mudanças significativas com a idade e, para muitos, seus movimentos se tornam cada vez mais doloridos, duros e restritos. Mas há algo que se possa fazer para ajudar?

Há mais de 230 juntas móveis e semimóveis em seu corpo. Elas são essencialmente similares, pois as extremidades dos ossos são cobertas por uma cartilagem articular escorregadia, seus movimentos são "lubrificados" pelo fluido sinovial e elas são unidas por ligamentos fortes.

O fluido sinovial fica mais fino e amortece menos conforme envelhecemos, enquanto a cartilagem das articulações fica mais mole, inflexível, lascada e menos capaz de suportar forças compressivas. Em cerca de metade das pessoas próximas dos 60 anos, essas mudanças da idade levam à artrose. A causa não é completamente conhecida, mas se acredita que seja o resultado de um processo ativo em que a inflamação e uma resposta de cura exacerbada levem ao aumento da perda de cartilagem e à formação de calombos ósseos, restringindo os movimentos e tornando-os dolorosos.

FATORES DE RISCO: DETERIORAÇÃO DAS ARTICULAÇÕES

Procure reduzir o envelhecimento das juntas se:
- tiver 40 anos ou mais
- tiver casos de artrite na família
- estiver acima do peso
- se exercitar pouco
- seu trabalho ou exercício envolver movimentos repetitivos de uma junta
- você sentir a necessidade de esticar as costas todos os dias
- perceber que uma ou mais juntas estão rangendo
- suas articulações estiverem ficando menos flexíveis, inchando, mudando de forma ou doendo (especialmente após os exercícios)

Cuidando das juntas

- **Siga uma dieta saudável** – suas juntas se desenvolvem com a mesma dieta saudável do coração e do cérebro, com muita fruta fresca, vegetais, nozes, sementes, grãos integrais e óleo de peixe. Os ácidos graxos ômega-3 dos peixes oleosos reduzem a necessidade de analgésicos no longo prazo em pessoas com problemas nas articulações associados à idade.
- **Tome bastante vitamina C** – frutas e vegetais são suas principais fontes alimentares de vitamina C, necessária para a síntese de colágeno nas cartilagens, assim como para seus efeitos antioxidantes. Pessoas com consumo entre moderado e alto de vitamina C têm três vezes menos

> **VOCÊ SABIA?**
> O estalar das juntas é causado quando o nitrogênio gasoso sai abruptamente da solução dentro da articulação para "preencher" o vácuo causado pela separação dos ossos – não é o som dos seus ossos se batendo!

Suplementos antienvelhecimento

Os óleos de peixe ômega-3 *reduzem a inflamação nas juntas para melhorar a dor e o inchaço.*

A glucosamina *tem efeito anti-inflamatório e estimula a formação de cartilagem e de líquido sinovial.*

A condroitina *tem efeito anti-inflamatório e inibe enzimas que quebram a cartilagem.*

O metilsulfonilmetano *(MSM) diminui a inflamação, a dor e a rigidez.*

Os extratos de rosehip *(frutos de rosa) reduzem a dor e a rigidez nas juntas.*

A bromelina *pode reduzir dores nas juntas e nas costas.*

A garra-do-diabo *(devil's claw) tem efeito anestésico similar ao da aspirina sobre as articulações.*

O gengibre *contém uma variedade de substâncias "aquecedoras", como o gingerol e a zinguerona, que ajudam a reduzir a inflamação nas juntas.*

---

chances de desenvolver dor nos joelhos ou ter uma progressão na artrose neles.

- **Mantenha um peso saudável** – carregar excesso de gordura aumenta a inflamação no corpo, além da força a que suas articulações ficam sujeitas. Para cada 1 kg a mais de peso, a força total sobre os seus joelhos – ao andar ou ficar em pé – aumenta de 2 a 3 kg – se você estiver com 10 kg de sobrepeso, a força sobre os seus joelhos aumenta até 30 kg. Portanto, estar acima do peso eleva o risco de artrite nos joelhos em até sete vezes. Ao contrário, quem consegue perder 5 kg reduz o risco de desenvolver artrose pela metade nos dez anos seguintes.
- **Faça exercícios diariamente** para ajudar a estimular a lubrificação das articulações e preservar a força dos músculos. A qualidade da cartilagem do joelho – tanto em pessoas saudáveis quanto nas que têm artrose – está diretamente ligada à massa muscular magra e se reduz à medida que a gordura aumenta. Se você estiver acima do peso, precisa buscar perder gordura sem perder os músculos – para isso, os exercícios são essenciais. A combinação de perda de gordura corporal com aumento de atividade física é mais eficaz para melhorar a dor e a função física em pessoas com artrose do joelho do que qualquer uma das intervenções de maneira isolada.
- **Não fume** – pessoas com artrose no joelho que fumam têm duas vezes mais chances de perder cartilagem e ter dor severa que as demais, mesmo que não estejam acima do peso.
- **Mantenha-se hidratado** – beba fluidos suficientes para manter a hidratação das articulações.

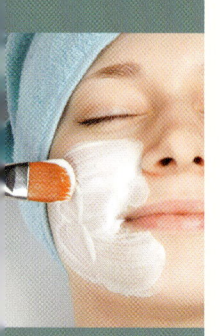

Pele

Sua pele forma uma barreira impermeável contra o mundo externo, protegendo você de danos físicos, desidratação e infecções, mas é também uma das primeiras partes do corpo a mostrar sinais de envelhecimento.

Nossa pele ajuda a controlar a temperatura do corpo, fabrica vitamina D quando exposta à luz do sol e contém terminações nervosas especiais que podem detectar toques leves, pressão contínua, frio, calor ou dor. Muitas pessoas não ligam muito para a pele, mas um pouco de cuidado é recompensado por um invólucro externo mais macio e jovem.

RUGAS

A causa mais comum das linhas e rugas é a exposição excessiva ao sol (fotoenvelhecimento). Há três tipos principais:

Dobras: rugas muito finas que desapareçam quando a pele é esticada. Estão associadas à quebra de fibras elásticas que começa por volta dos 30 anos.

Rugas acentuadas: acentuação de linhas normais da pele; ela fica mais espessa e amarelada, especialmente quando exposta ao sol (como em volta dos olhos, no pescoço e nas costas das mãos).

Marcas de expressão: aprofundamento das linhas normais relacionadas às expressões faciais; suas posições são determinadas nos primeiros anos de vida.

Usar filtro solar é um dos meios mais eficazes de reduzir o envelhecimento prematuro da pele (*veja* página oposta), mas há várias outras medidas que você pode tomar que contribuem para a saúde da pele.

FATOS RÁPIDOS

- A pele é o maior órgão de seu corpo, com uma superfície de até 2 metros quadrados.
- Ela tem duas camadas principais: a epiderme, externa, e a derme, interna.
- A camada externa é continuamente desgastada e substituída, com novas células subindo da camada basal para a superfície.
- Você solta cerca de 18 kg de pele durante a vida.
- A poeira doméstica é composta, principalmente, de células da pele mortas.

O PODER DA PRÍMULA

Em um teste envolvendo 40 mulheres com idade média de 44 anos, as que tomaram 3 g de óleo de prímula diariamente experimentaram uma melhora de 20% na umidade, na suavidade, na elasticidade e na firmeza da pele.

Cuidando da sua pele

- **Siga uma dieta saudável e integral** com, pelo menos, cinco porções de frutas e vegetais e um punhado de nozes/sementes por dia, além de peixe de duas a três vezes por semana. Como as células da pele se renovam muito rapidamente, a falta de vitaminas, minerais e ácidos graxos essenciais pode levar a problemas como secura, descamação, opacidade, pintas e rugas prematuras.
- **Beba bastante água** – pelo menos 2,5 litros por dia. Os fluidos são importantes para a hidratação e a elasticidade da pele.
- **Limpe, tonifique e umedeça** sua pele duas vezes por dia, usando produtos dermatológicos de boa qualidade.

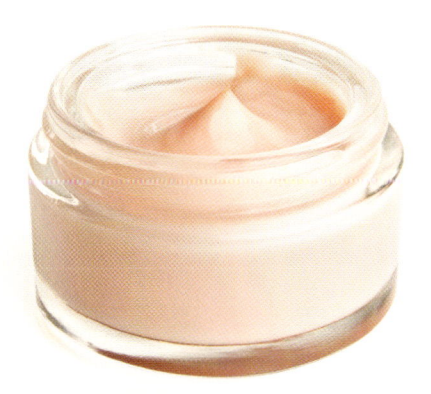

Suplementos antienvelhecimento

Os óleos de prímula e de borragem *melhoram a umidade e a elasticidade.*

Os óleos de peixe ômega-3 *deixam a pele mais lustrosa e têm efeito anti-inflamatório, ajudando a melhorar coceiras, vermelhidão e descamação.*

O chá-verde *contém antioxidantes flavonoides poderosos, que ajudam a proteger contra o envelhecimento prematuro da pele.*

A vitamina E *é um antioxidante poderoso que, por ser lipossolúvel, protege a pele da oxidação.*

A vitamina C *para a síntese do colágeno (além de suas propriedades antioxidantes), uma proteína importante para a estrutura da pele.*

A coenzima Q10 *é adicionada a alguns cremes para a pele para reduzir rugas prematuras.*

- **Evite a exposição excessiva ao sol** e nunca faça bronzeamento artificial.
- **Sempre use protetor solar** contendo filtros UVA e UVB. Use produtos com um fator de proteção solar de pelo menos FPS 8 quando for sair no inverno; no verão, produtos com FPS 30 protegem contra a maior causa de envelhecimento precoce da pele: a radiação ultravioleta (*veja também* páginas 42 a 44).
- **Evite o fumo** (ativo e passivo) – fumantes têm cinco vezes mais chances de desenvolver rugas prematuras que os não fumantes.

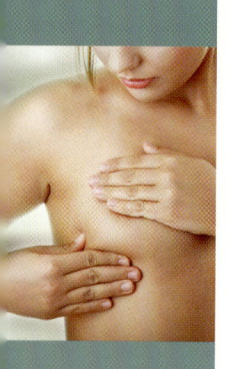

Mamas

O câncer de mama continua sendo o mais frequente em mulheres e, enquanto a maioria dos "caroços" encontrados nos seios é benigna, quanto mais cedo for feito o diagnóstico, melhor. O monitoramento constante para verificar mudanças nos seios é, portanto, crucial.

Uma em cada três mulheres vai encontrar um caroço na mama em algum momento da vida. Apesar de a maioria deles ser fibroadenomas benignos (massas glandulares fibrosas) ou cistos cheios de líquido, em geral, uma em cada oito mulheres desenvolverá, ao final, câncer de mama, e um pequeno número de homens também é afetado. Quanto mais cedo o diagnóstico for feito, maior a chance de o tratamento levar à cura. Por isso, recomenda-se que as mulheres conheçam como são suas mamas para poder detectar mudanças com facilidade; 90% dos caroços são descobertos por mulheres ou por seus parceiros.

POSSÍVEIS CAUSAS

A causa do câncer de mama ainda é pouco compreendida, pois os fatores de risco explicam apenas uma pequena porção dos casos. Esses fatores de risco são um histórico de casos em pessoas próximas (mãe ou irmã, por exemplo), ter o primeiro filho após os 30 anos, não amamentar, início muito cedo da menstruação (12 anos de idade ou menos) e menopausa tardia. Outros fatores que foram associados ao risco de câncer de mama são a obesidade, o consumo excessivo de álcool, o tabagismo e a alimentação rica em gordura (especialmente de origem animal) e pobre em frutas, vegetais e fibras. Esses fatores podem aumentar o risco de herdar algum gene ligado ao câncer de mama

DETECTANDO O CÂNCER DE MAMA

Algumas mamas são naturalmente mais irregulares que outras e elas também podem sofrer alterações ao longo do seu ciclo mensal. Aprendendo como se comportam em diferentes momentos, no entanto, mudanças sutis podem ser detectadas. Faça o autoexame quando estiver no banho ou no chuveiro, ou quando estiver se vestindo. Se notar qualquer mudança, procure um médico imediatamente.

- **Examine** suas mamas regularmente.
- **Conheça** o aspecto e a consistência normal delas.
- **Procure** caroços, manchas, espessamentos ou mudanças no formato ou no tamanho.
- **Faça** exames periódicos de mamografia quando recomendado pelo médico.

> **VOCÊ SABIA?**
>
> Acredita-se que incríveis 80% das mulheres usem sutiãs de tamanho errado. Tenha certeza de que o seu esteja corretamente adaptado para evitar o estiramento de ligamentos das mamas e a flacidez, mantendo os efeitos da gravidade longe.

ou aumentar a exposição ao hormônio feminino estrogênio ao longo da vida. Muitas células cancerosas contêm receptores de estrogênio que parecem estimular o crescimento do tumor, apesar de nem todos os tipos de câncer estarem associados a hormônios.

Cuidando das mamas

- **Siga uma dieta com pouca gordura e muita fibra** – em particular, reduza seu consumo de gorduras saturadas (animais).
- **Coma, pelo menos, cinco porções de frutas e vegetais diariamente** para obter antioxidantes e fibras. Alguns alimentos vegetais contêm substâncias que protegem contra o câncer, como isoflavonas (soja, por exemplo), limoneno (frutas cítricas), sulforafano (brócolis) e ácido elágico (frutas silvestres).
- **Coma mais peixes oleosos** – ácidos graxos essenciais encontrados nos óleos de peixe estancam o crescimento de algumas células cancerosas.

Suplementos antienvelhecimento

Os antioxidantes *ajudam a neutralizar os radicais livres, que estão ligados ao envelhecimento precoce.*

Os óleos de peixe ômega-3 *fornecem aminoácidos que têm um efeito positivo sobre o equilíbrio hormonal.*

Isoflavonas de soja *– vários estudos mostram que mulheres com um consumo mais alto de isoflavonas têm metade das chances de desenvolver câncer de mama que as demais; acredita-se que as isoflavonas bloqueiem os receptores de estrogênio nas mamas para reduzir os efeitos dos hormônios humanos, que são mais fortes.*

- **Perca o excesso de peso** – tecidos adiposos podem fabricar estrogênio a partir de outros hormônios presentes na circulação.
- **Faça exercícios regularmente** – pelo menos, 30 a 60 minutos quase todos os dias.
- **Evite o excesso de álcool,** pois ele aumenta os efeitos do estrogênio. Algumas pesquisas sugerem que beber apenas uma unidade de álcool por dia aumenta o risco de câncer de mama em 11%, aumentando para 24% com duas unidades e 38% com três unidades diárias. Infelizmente, não parece que o vinho tinto, com todas as suas propriedades antioxidantes, proteja contra o câncer de mama.
- **Não fume** – uma revisão de 13 estudos descobriu que mulheres fumantes têm de 20% a 50% mais chances de desenvolver câncer de mama.

Próstata

A glândula prostática costuma aumentar da meia-idade em diante, resultando em uma variedade de sintomas conforme se envelhece, mas a saúde da próstata pode ser melhorada com dieta...

A próstata é uma glândula masculina que fica logo abaixo da bexiga, envolvendo o tubo urinário (uretra). Após os 45 anos, o número de células na próstata costuma aumentar, e a glândula começa a ficar maior. O motivo ainda não é completamente compreendido, mas está relacionado à conversão do hormônio masculino, a testosterona, em um hormônio mais poderoso, a diidrotestosterona, que estimula a divisão das células da próstata. Isso é conhecido como hiperplasia benigna da próstata (HBP). Metade de todos os homens de 60 anos idade é afetada e, aos 80 anos, quatro em cada cinco homens mostram evidências de HBP.

SINTOMAS DE UMA PRÓSTATA HIPERTROFIADA

A hipertrofia da próstata pressiona o tubo urinário, interferindo no fluxo da urina. Os sintomas típicos são:
- dificuldade para começar a urinar (hesitação).
- enfraquecimento do jato de urina.
- necessidade de fazer força para urinar.
- urina intermitente.
- vazamento de urina após um período.
- desconforto urinário.
- necessidade de correr para o banheiro para urinar (urgência).
- necessidade de urinar mais vezes (frequência).
- necessidade de acordar à noite para urinar (noctúria).
- sensação de não ter esvaziado completamente a bexiga.

Os sintomas não estão sempre associados ao tamanho da próstata, já que ela pode se expandir para fora sem apertar a uretra. Assim, se você tiver qualquer dos sintomas acima com frequência, procure seu médico.

FATOS RÁPIDOS
- A próstata produz secreções que nutrem o esperma e atua como uma válvula que evita que a ejaculação tome o caminho contrário e entre na bexiga.
- Por volta dos 20 anos, ela tem o tamanho e o formato de uma castanha...
- ...o tamanho de um damasco aos 40...
- ...e pode chegar ao tamanho de um limão por volta dos 60 anos (ou, às vezes, ao triplo desse tamanho, apesar de isso ser raro).

> ### Alerta **MÉDICO!**
> Se você desenvolver sintomas no baixo trato urinário, é importante procurar orientação médica para confirmar o diagnóstico de hipertrofia benigna da próstata e descartar outras causas possíveis, como câncer.

Cuidando da sua próstata

A mesma dieta saudável indicada para o coração funciona para manter a próstata saudável.

- **Siga uma dieta pobre em gorduras saturadas** (animais) e coma, pelo menos, cinco porções de frutas ou vegetais frescos para obter vitaminas, minerais e antioxidantes. Em particular, prefira mais alimentos encontrados na culinária japonesa, pois hormônios vegetais mais fracos (fitoestrogênios) encontrados em produtos de soja e em outros vegetais asiáticos, como broto de feijão, acelga, *bok choy* (um tipo de acelga) e *kohlrabi* (um tipo de repolho), ajudam a desestimular o crescimento da próstata.
- **Coma muita fibra,** pois ela se liga, no intestino, aos hormônios masculinos que foram expulsos pela bile, reduzindo sua reabsorção.

Tomates podem ajudar a proteger contra o câncer de próstata.

Suplementos antienvelhecimento

O zinco *ajuda a regular a sensibilidade da próstata a hormônios.*

O licopeno *protege a divisão celular na próstata.*

Isoflavonas da soja *foram associadas ao aumento da saúde da próstata.*

O *saw palmetto* *(também chamado serenoa, sabal e sägepalme) pode reduzir a conversão da testosterona em diidrotestosterona, ajudando a parte central de uma glândula hipertrofiada a diminuir de tamanho.*

O óleo de prímula *contém ácidos graxos essenciais que são benéficos à saúde da próstata.*

- **Escolha alimentos ricos em zinco,** como frutos do mar (especialmente ostras), grãos integrais, farelo, semente de abóbora, alho e leguminosas, pois ele é importante para a saúde da próstata e controla sua sensibilidade a hormônios.
- **Coma bastante tomate** e pratos feitos com ele, que contém licopeno e outros carotenoides que podem ajudar a proteger contra o câncer de próstata.
- **Coma muitas nozes e sementes** – elas contêm ácidos graxos essenciais necessários à fabricação de prostaglandinas (substâncias parecidas com hormônios importantes para a saúde da próstata).

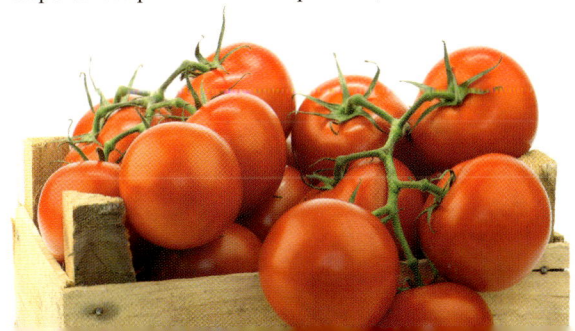

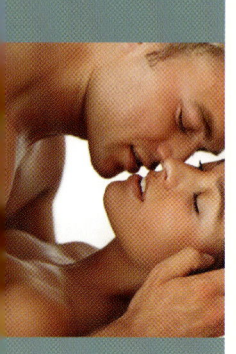

Função sexual

A redução da libido é o problema etário mais comum quando se fala em sexo. Mas não se desespere – há o que fazer para ajudar.

Apesar de dificuldades de ereção afetarem um a cada dez adultos, segundo estimativas, a redução da libido é o problema mais disseminado que nos afeta à medida que envelhecemos – e a maior razão para consultar um terapeuta sexual. Pesquisas sugerem que a perda da libido afete 30% das mulheres de meia-idade e 72% das que estão na menopausa, com 60% dos homens estressados e 45% dos que apresentam sintomas de próstata hipertrofiada também sendo afetados.

NÍVEIS HORMONAIS

A testosterona é o principal hormônio que controla a libido em homens e mulheres. Apesar de a maioria dos homens não apresentar uma queda nos níveis de hormônios parecida com a menopausa, níveis baixos de testosterona acometem cerca de 7% dos homens de 40 a 60 anos, 20% dos homens de 60 a 80 e 35% dos acima de 80.

Conforme ocorre com níveis baixos de estrogênio nas mulheres, baixos níveis de testosterona (às vezes chamados de andropausa) estão associados a sintomas de cansaço, irritabilidade, redução da libido,

QUESTIONÁRIO ADAM	SIM	NÃO
1 Sua libido (desejo sexual) diminuiu?	☐	☐
2 Você sente falta de energia?	☐	☐
3 Você passou por alguma diminuição na força e/ou na resistência?	☐	☐
4 Você perdeu altura?	☐	☐
5 Você notou uma redução na "alegria de viver"?	☐	☐
6 Você está mais triste e/ou resmungão?	☐	☐
7 Suas ereções estão menos fortes?	☐	☐
8 Você notou uma queda recente em sua performance esportiva?	☐	☐
9 Você cai no sono após o jantar?	☐	☐
10 Houve uma queda recente em sua performance no trabalho?	☐	☐

Se você respondeu sim às perguntas 1 ou 7, ou a quaisquer outras três, você pode ter a síndrome de deficiência de testosterona. Fale com seu médico para fazer uma medição de seus níveis hormonais.

> ### Alerta **MÉDICO!**
> Se o desejo ou disfunção sexual persistir, procure orientação médica.

dor nas articulações, insônia, ressecamento da pele, suor excessivo, ondas de calor e depressão nos homens.

Se você for homem e estiver com 40 anos ou mais, descubra se pode ter níveis baixos de testosterona fazendo o questionário ADAM (Deficiência de Androgênio em Homens Maduros), desenvolvido por um endocrinologista da St. Louis University School of Medicine (*veja* à esquerda).

Cuidando de sua libido

- **Considere terapias de reposição hormonal.** O uso correto da terapia de reposição de estrogênio e testosterona em mulheres e homens, respectivamente, pode aumentar a libido e superar várias das mudanças relacionadas à idade (resistência à insulina, controle ruim da glicose, pressão alta, níveis anormais de colesterol) e associadas à perda de hormônios sexuais. Além disso, a terapia de reposição de testosterona pode melhorar problemas de ereção em 60% dos casos – e ter um nível normal de testosterona aumenta a chance de uma boa resposta a remédios contra a impotência, como o sildenafil. Peça orientação ao seu médico.
- **Pare de fumar e reduza o consumo de álcool,** pois isso pode aumentar

Suplementos antienvelhecimento

A erva-de-são-joão *pode melhorar o desejo sexual, bem como o humor nas mulheres na menopausa.*

A catuaba *promove sonhos eróticos, seguidos por aumento no desejo sexual, em três semanas de tratamento regular.*

A damiana *pode aumentar o desejo, aumentando o fluxo de sangue e a sensibilidade dos nervos dos genitais.*

A muirapuama *estimula o desejo por meio de ação direta na química do cérebro.*

A ginkgo biloba *aumenta o fluxo sanguíneo para melhorar a ereção.*

O ginseng *aumenta os níveis de óxido nítrico no tecido esponjoso do pênis e do clitóris (um efeito similar ao de remédios para ereção como o sildenafil).*

As isoflavonas de soja *podem aumentar os níveis de estrogênio nas mulheres.*

Os extratos de zinco *ajudam a manter os níveis de testosterona em homens e mulheres.*

significativamente os níveis de hormônios sexuais tanto nos homens quanto nas mulheres antes da menopausa.
- **Tome um pouco de sol!** Pesquisas sugerem que homens que expõem o peito à luz do sol experimentam um aumento de 120% nos níveis de testosterona na circulação, que persiste por vários dias – e os níveis aumentaram 200% quando a área dos genitais foi exposta.
- **Tente usar um lubrificante** – usar um lubrificante íntimo ajuda a superar a secura e a reduzir o desconforto de algumas mulheres no sexo após a menopausa.

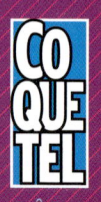

LIVROS COQUETEL
Para deixar em forma a parte mais importante do seu corpo:
O CÉREBRO

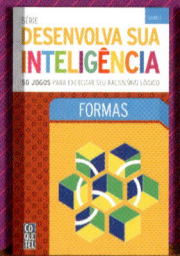

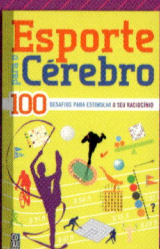

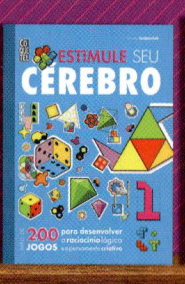

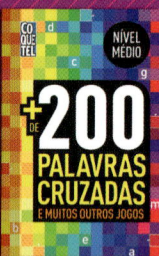

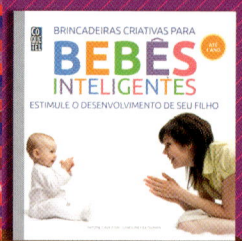

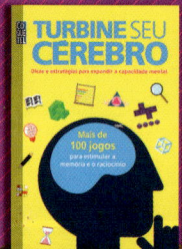

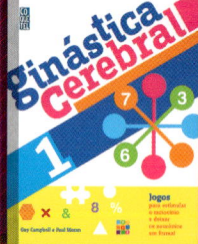

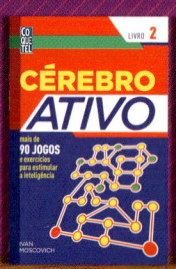

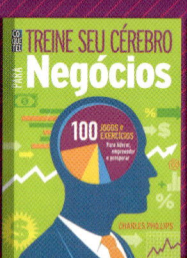

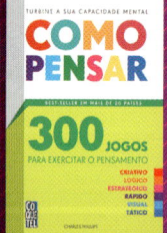

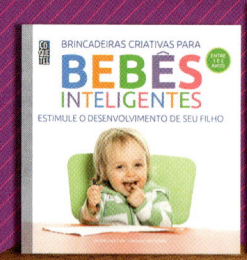

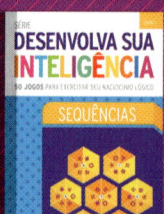

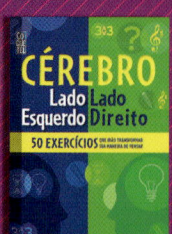

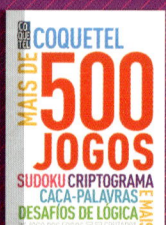

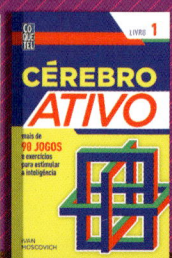

COMPRE ESTES E OUTROS LIVROS NA LOJA SINGULAR lojasingular.com.br/coquetel